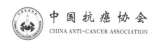

中国抗癌协会
CHINA ANTI-CANCER ASSOCIATION

光动力疗法

中国肿瘤整合诊治技术指南（CACA）

CACA TECHNICAL GUIDELINES FOR HOLISTIC INTEGRATIVE MANAGEMENT OF CANCER

2023

丛书主编：樊代明

主　　编：王洪武　　胡韶山　　胡效坤

　　　　　高社干　　陈谦明　　李瑞珍

U0244961

天津出版传媒集团

天津科学技术出版社

图书在版编目(CIP)数据

光动力疗法 / 王洪武等主编 . -- 天津 : 天津科学
技术出版社, 2023.6
("中国肿瘤整合诊治技术指南(CACA)"丛书 /
樊代明主编)
ISBN 978-7-5742-0909-1

Ⅰ. ①光… Ⅱ. ①王… Ⅲ. ①肿瘤-激光疗法 Ⅳ.
①R730.57

中国国家版本馆 CIP 数据核字(2023)第 039754 号

光动力疗法
GUANGDONGLI LIAOFA

策划编辑：方　艳
责任编辑：张建锋
责任印制：兰　毅

出　　版：天津出版传媒集团
　　　　　天津科学技术出版社
地　　址：天津市西康路 35 号
邮　　编：300051
电　　话：(022)23332390
网　　址：www.tjkjcbs.com.cn
发　　行：新华书店经销
印　　刷：天津中图印刷科技有限公司

开本 787×1092　1/32　印张 5　字数 70 000
2023 年 6 月第 1 版第 1 次印刷
定价：58.00 元

编委会

丛书主编

樊代明

主　编

王洪武　　胡韶山　　胡效坤　　高社干　　陈谦明　　李瑞珍

副主编（以姓氏拼音为序）

但红霞　　董彩红　　贾瑞诺　　林存智　　龙　发　　李长忠
李　伟（安徽）　　　李　伟（山东）　　　李永哲　　马洪明
单探幽　　宋晓东　　田　军　　吴瑞芳　　阴慧娟　　邹　珩
张恒柱　　张　楠　　曾　昕

编　委（以姓氏拼音为序）

班承钧　　毕　红　　鲍峻峻　　曹　彬　　曾京华　　柴　艳
陈　昊　　程　森　　陈恩国　　陈明辉　　程永毅　　初　明
崔世超　　崔植芳　　丁卫民　　董佳玮　　范惠珍　　冯铁虹
高　鸿　　郭立宏　　郭述良　　郭子倩　　韩苏军　　何　园
胡林军　　金　鑫　　姜焕荣　　李　波　　李海涛　　李王平
李　巍　　李婉莹　　李学达　　李学良　　李亚光　　李耀斌
李兆沛　　林殿杰　　刘　斌　　刘　彪　　刘　成　　刘慧龙
刘士锋　　刘　伟　　刘　欣　　刘　昱　　刘智慧　　罗广裕
罗婉茹　　宓　兵　　马振文　　倪金良　　牛洪欣　　齐义军
秦怀海　　邱国钦　　任传云　　沈观乐　　宋　莉　　宋　文

孙加源　孙晓方　唐瑶云　陶梅梅　滕　俊　王　斌
王从晓　王　栋　王　红　王佳佳　王林洋　王　楠
王青兵　王晚萍　王　晓　王晓平　王　翔　王贤德
王永彬　王　智　王智娜　汪　涛　魏建军　吴红波
吴敏红　吴　平　武晓红　肖　竦　谢　蕊　徐　锋
闫秀伟　杨莉莉　杨　毅　叶涛生　尤　琦　于维霞
袁小志　袁　毫　詹　奇　张　浩　张华平　张梦曦
张儒有　张　伟　张晓宇　张旭光　赵冰冰　赵鸿韬
赵　行　赵玉达　郑颖娟　周红梅　周建成　周　炎
祖育娜

目录 Contents

第一章

肿瘤光动力治疗的历史沿革

光动力治疗（photodynamic therapy，PDT）已有4000多年（古埃及时代）历史。当时发现植物中的补骨脂素口服后会积聚在皮肤中。患皮肤白斑病者口服某些草药（含补骨脂素成分）后，再照日光，白斑消失。但有关PDT的科学探索直到19世纪中叶才开始。

一、HP荧光属性的发现

1841年Sherer首先在研究血液成分时得到了HP，1911年，Walter Hausmann发现HP和光联合作用可杀灭细胞，他报道了HP和光照作用于草履虫和血红细胞的影响，以及注射HP后小鼠照光后的皮肤反应。小鼠给予10 mg HP，饲养在暗处，未出现任何症状，注射2 mg HP后暴露在阳光下，小鼠出现了红斑、浮肿和皮肤坏死。这些首创性发现为光动力疗法的发展和应用奠定了基础。

二、肿瘤光动力治疗的发展

1942年，Auler和Banzer报道皮下和肌肉注射外源性卟啉在恶性肿瘤中的定位和荧光，更容易富集在肿瘤、转移瘤和淋巴中。当用日光照射时可损伤肿瘤组织。这是人类首次发现HP对肿瘤组织的光敏杀伤作用。1972年，加州大学旧金山分校脑外科医师Diamond开始使用 PDT 一词，沿用至今。1974 年 PDT 的先驱者 Dougherty 整合 Diamond 和 Omson 研究中各自的特点，以血卟啉衍生物（hematoporphyrin derivative，HpD）为光敏剂用于动物移植瘤实验，从而构成了当今 PDT 技术的雏形。1975 年 Dougherty 和同事首次报道乳腺癌荷瘤小鼠注射 HpD 和红光激发后，48% 的移植或诱发的动物肿瘤得到治愈，但若 HpD 或光剂量更低则不能引起肿瘤消减，单用 HpD 或红光也均无效。这是 PDT 发展的又一个重要里程碑。1976 年 PDT 发展中的另一重大事件是，Kelly 等观察了 HpD-PDT 对 5 例膀胱癌患者的治疗作用。1978 年，Dougherty 首次报道了 PDT 成功治疗 25 例肿瘤患者，113 个原发或继发皮肤癌病灶，在给予 HpD 后 24~168 h 用氙灯产生的红光进行照射治疗，治疗后，98 处癌灶完全消失，13 处部分反应，只有 2 处病灶无效。Dougherty 的这一工作成为 PDT 用于肿瘤临床治疗的里程碑式发现和奠基之作，也被公认为是肿瘤光动力治疗的先驱者。直到 20 纪 60 年代至 70 年代末，PDT 逐渐成为一项治疗肿瘤的新技术，并被美国、英国、法国、德国、日本等不少国家批准。

中国 1981 年分离到 HpD，并研究它们的光动力特性。1981年7月，北京同仁医院首次应用国产HpD成功治疗1例左下睑基底细胞癌患者，开创了国内PDT应用的先河。1981年，在北京成立了"北京地区PDT治疗协作组"。PDT诊治肿瘤曾被列为我国"六五""七五"科技重大攻关项目，取得了举世瞩目的成就，但近年来由于受光敏剂的影响，国内光动力的临床研究处于徘徊不前的状况。虽然国内有多款光动力治疗仪问世，但目前只有喜泊分被批准用于肿瘤治疗。

据悉，迄今为止，世界许多国家已批准了PDT治疗。日本、美国、欧洲国家和中国相继批准了用PDT来治疗一些癌症，如胃癌、肺癌、膀胱癌、胆管癌、脑胶质瘤等。

近年来，随着新光敏剂的不断开发和光源技术的发展，光动力疗法的基础研究和临床应用得到了深入和扩展，肿瘤临床应用方面已取得丰富经验。

第二章

肿瘤光动力治疗的机理

一、光动力治疗概念

PDT 原称光辐射疗法（photoradiation therapy，PRT）、光化学疗法（photochemical therapy，PCT），它是利用光动力反应进行疾病诊断和治疗的一种新技术。在临床上，光动力疗法通常仅指光动力治疗，而将光动力诊断称为荧光诊断。

光动力反应的定义是由可见光、近红外光或紫外光所驱动的，通过生物组织中激发态光敏物质的退激而引发的一系列物理、化学和生物学过程。

在光动力反应体系中，物理退激与化学退激是同时存在而又相互竞争的两个反应过程。荧光诊断利用光动力反应过程中相对简单的物理过程，而光动力治疗则利用其相当复杂的光化学—生物学过程，它的初级反应是光敏化反应，它的次级反应大多属于生物化学反应的范畴，随后发生的是一系列生物学反应。

二、光敏反应

光动力治疗的机制是光敏剂被细胞或组织吸收后，以特定波长激光照射下产生活性氧物种（reactive oxygen species，ROS），包括单线态氧（$^1O_2$）、超氧阴离子自由基（$O_2^-\cdot$）、羟基自由基（$HO\cdot$）、过氧化氢（H_2O_2）、脂质过氧化中间产物（LO·，LOO·，LOOH·）等，它们具有很强的细胞毒性，目前认为光敏反应生成的 ROS 是靶体损伤的主要杀手。不同光敏剂的光物理和光化学特性差异很大，但产生光敏效应的途径相似。

（1）Ⅰ型机制（也称自由基机制）：光敏剂直接与底物或溶剂发生抽氢反应或电子转移，生产自由基或自由基离子。其中带负电荷的自由基与 O_2 发生电子转移作用，产生 $O_2^-·$，进一步反应生成 HO· 等；碳中心的自由基可能会与氧反应生成过氧化自由基，进一步触发链反应导致大范围氧化性损伤。

（2）Ⅱ型机制（也称单重态氧机制）：光敏剂三重激发态直接与氧发生能量传递反应，生成 $^1O_2$，它具有高反应活性和高氧化性，能高效氧化生物分子，如不饱和脂肪酸、蛋白质、核酸和线粒体膜等，诱导肿瘤细胞死亡。

上述两种机制可同时出现，两者杀灭肿瘤作用大小取决于光敏剂的性质、底物、介质性质、氧浓度及底物与光敏剂的结合程度。两种过程相互作用，相互促进，有些活性物质还可相互转化。

三、PDT杀伤肿瘤的体内作用机制

（1）PDT对肿瘤细胞有直接杀伤作用，但在PDT治疗肿瘤时，有的以直接杀伤肿瘤为主，有的可导致癌细胞凋亡。定位于线粒体和内质网的光敏剂一般易引起细胞凋亡，如photofrin®、原卟啉、a-5-氨基酮戊酸（5-aminolevulinic acid，5-ALA）。很多研究者发现，弱PDT作用时，引起细胞凋亡；强PDT作用时，细胞迅速死亡。

（2）PDT的光敏反应可造成微血管破坏，激活血小板及炎性细胞，导致炎性因子释放，引起血管收缩、血细胞滞留凝集、血流停滞造成组织水肿、缺血、缺氧，从而杀伤肿瘤。

（3）间质是肿瘤细胞生长的"瘤床"，对物质扩散、运输和新生血管形成具有重要作用，间质中光敏剂含量很高，PDT对间质的破坏，对防止肿瘤的残留或复发很重要。

（4）PDT的作用引起肿瘤处炎症反应（如淋巴细胞、白细胞和巨噬细胞浸润），炎症时组织感染和损伤外在反应，发炎过程与治疗部位的免疫反应程度密切相关。经PDT处理的肿瘤细胞外基质蛋白发生交联，交联蛋白可抵抗基质金属蛋白酶降解，阻碍癌细胞转移。同时，在PDT诱导炎症反应过程中释放的细胞外基质降解酶参与多种细胞因子和炎症因子的活化，促进免疫细胞在肿瘤局部的浸润。由此可见，肿瘤局部的复杂变化为架起连接固有免疫和适应性免疫的桥梁提供了一个适宜的环境。

动物实验显示，光照高能剂量PDT组的抑瘤效果显著高于光照低能剂量PDT组；PDT可引起细胞毒性T淋巴细胞在肿瘤局部浸润增加，光照低剂量PDT组对肿瘤局部CD8$^+$ CTLs的免疫增强效应优于光照高剂量PDT组。

目前报道PDT制备肿瘤疫苗的相关方法，并且指出PDT体外制备的疫苗具有免疫刺激效应。Gollnick等将PDT制备的肿瘤疫苗与紫外线及电离辐射制备的肿瘤疫苗进行比较，发现PDT制备的肿瘤疫苗具有肿瘤特异性，可诱导细胞毒性T细胞反应，且不需免疫佐剂即可发挥效应。PDT疫苗具有诱导DC细胞成熟，如分泌IL-12的能力。

第三章

光敏剂和光源设备及导光系统

一、光敏剂

(一) 定义

在光化学反应 (photochemical reaction, PCR) 中，有一类分子，它们只吸收光子并将能量传递给不能吸收光子的分子，促其发生化学反应，而其本身则不参与化学反应，恢复到原先状态，这类分子称为光敏剂。由光敏剂引发的光化学反应称为光敏反应。

(二) 分类

光敏剂可以按许多不同方法进行分类，各有不足。这么多的分类法，既反映了不同的科学家、临床医师及众多厂家之间的差异，也说明相互间缺少联系。

1.按代分类

(1) 第一代出现于1841年，是基于卟啉的光敏剂，包括HP及其衍生物，通称HpD。该产品于1993年和1995年分别被加拿大和美国批准用于治疗各种肿瘤 (如食道癌、膀胱癌和胃癌等)。

(2) 第二代是在试图减少第一代光敏剂缺陷的基础上开发出来的光敏剂。第二代光敏剂包括卟啉类、扩展的卟啉类、叶绿素衍生物及染料等多种物质。

(3) 第三代光敏剂包括结合各种修饰物的第一代和

光动力疗法

第三章 光敏剂和光源设备及导光系统

015

第二代光敏剂，如生物修饰、抗体和纳米颗粒等。偏见认为新一代光敏剂总会优于老光敏剂，临床实际并未对它们进行一一对比而证实或否定这一点；而且许多第二代和第三代光敏剂还未成为商品，所以即使真有改进，也不能让患者受益。

（4）第四代光敏剂是2017年刚被提出，认为由光敏剂分子作为主体而构建的纳米体系，也许可很好解决光敏剂聚集、生物相容性等问题，此类研究还不多，多为临床前研究阶段。

2.按作用靶点分类

有些光敏剂多在组织内积聚，而另一些则多存在于供血血管中。有些光敏剂如卟吩姆钠（porfimer sodium）可先广泛存在于血液循环中，然后再分室分布。在临床上，为了针对新生血管时就可采用这种血管性光敏剂。但几乎所有侵袭性肿瘤都有新生血管，是否为此而专门采用某一种光敏剂，并无关键性的意义。有人试图按照特异作用靶如细胞膜、亚细胞膜或其他区域来对光敏剂分类。HpD由较小的单体、二聚体和较大的寡聚体组成，较小成分可被摄入线粒体，较大成分则被活跃地吞噬进入质膜。Chlorin e6（MACE）通过内饮作用进入溶酶体。酞菁类在线粒体积聚。苯并卟啉衍生物（benzo-porphyrin derivatives，BpD）多在高尔基器中集中。氨基酮戊酸（aminolevulinic acid，ALA）进入细胞膜、溶酶体和线粒体。将光敏剂与某些载体如纳米颗粒相结合，积聚部位可能发生很大变化。

3.按化学结构分类

化学家们广泛采用化学结构来表征光敏剂，但这对临床并无多大意义。

（三）应用于肿瘤治疗的光敏剂

1.光敏素（卟吩姆钠，porfimer sodium）

这种血卟啉衍生物可能认为是肿瘤PDT治疗的现代光敏剂之父，它使PDT走向了世界。30年来已有多种HpD制剂上市，治疗患者成千上万。这种光敏剂是由单体、二聚体和寡聚体组成的物质，是从HP通过不同化学加工而来，各种成分都具有临床活性，因生产过程不同，最终产物各种亚组分的含量会有不同。尽管有这些差异，但临床上表现还是相似的。在良好计划的临床试验的基础上，已获得多个国家批准，可用于治疗膀胱、皮肤、肺和食管肿瘤。

2.喜泊分（血卟啉注射液，Hematoporphyrin Injection）

喜泊分主要成分有HP、卟啉聚合体、羟乙基-乙烯基次卟啉及少量原卟啉。适用于定位诊断和治疗口腔、膀胱、支气管、肺、消化系统等部位的浅表癌症及白斑等癌前病变，并可用于治疗鲜红斑痣。注射本品5 h后，粪尿总排泄量占注射剂量的73.29%。第11天是91%，本品需遮光、密闭，在0℃以下保存。

喜泊分Ⅲ期临床研究参与单位为由北京肿瘤医院、解放军总医院、北京协和医院、北京医科大学口腔医院、中国医学科学院肿瘤医院。入组实体瘤患者共计428例，其中光动力诊断100例，治疗328例。在诊治激光照射前48~72 h静脉滴注，用药剂量5 mg/kg，用药前需做皮肤试验。治疗激光波长630 nm，输出功率密度平均400 mW/cm^2，光剂量密度200~400 J/cm^2。诊断病例100例（食管癌28例，贲门癌56例，胃癌16例），采用荧光分光仪显示记录打印，判定标准分阳性，可疑与阴性，肿瘤阳性率91%，良性病变均阴性，荧光显示与病理符合率94%，假阴性率2.0%。治疗病例328例，其中浅表癌37例，口腔颌面癌40例，鼻咽癌2例，乳腺癌

11例，肺癌74例，食管癌33例，贲门癌72例，胃癌21例，直肠癌1例，膀胱癌37例。腔内肿瘤经由内镜导入激光照射，治疗四周后判定疗效，按国际通用标准分为完全效应（CR），部分效应（PR），稍有效（MR）与无效（NR）。全组获CR114例，PR85例，MR 49例，NR 50例，总有效率（278/328）84.8%，CR+PR占69.8%。其中浅表恶性肿瘤总有效率高达97.8%，内腔恶性肿瘤总有效率79.8%。诊治后血常规、肝功能、肾功能复查均无异常，无造血与肝肾损害。用药后因避光不当发生暴露部位皮肤光敏反应者占全组2.3%，对症处理数日消退，1例治疗后低热（38℃以下），经3 d消退。综上所述，经Ⅲ期临床验证，喜泊分作为光动力学诊治恶性肿瘤的光敏剂，疗效肯定，不良反应轻，对重要脏器无毒性反应。且与激光联用能增强杀伤癌细胞的作用。

3.氨基酮戊酸（aminolevulinic acid，ALA）

在体内，这种前体药是通过酶催化转换成为有活性的光敏剂原卟啉Ⅸ（protoporphyrin Ⅸ，PpⅨ），它继而转换成为血红素。而且，与正常组织相比，肿瘤组织中产生更多的过量PpⅨ，故而在肿瘤组织与周围正常组织之间形成明显浓度差。ALA的配方可口服、静脉或局

部用药。已有多项精心设计的 ALA-PDT 治疗清除早期
的和表浅的非黑色素性皮肤恶性肿瘤获得高度成功，其
临床与容貌保存效果均优于其他皮肤科治疗。ALA 也已
成功用于治疗头颈部肿瘤、Barrett 食管、膀胱肿瘤、前
列腺癌。

4. 2-[1-己基氧乙基]-2-二乙烯基焦磷酸-a{2-[1-
exyloxyethyl]-2-devinyl pyropheophorbide-a，HPPH}

在 400 多种做过结构/活性定量检测的光敏剂中，二
氢卟吩衍生物 photochlor 可能是最有希望的一种。这种
亲脂性药物在体内不被代谢，从血浆清除相对较慢，经
665 nm 和 408 nm 的光激发，作用都很强，故表面照射
或深度照射都可以。此光敏剂已用于治疗猫和狗的自发
肿瘤。

5.酞菁类

该染料家族及其相关化合物萘酞菁都是光动力活性
很强的光敏剂。结构类似于卟啉，常包含有 1 个中心原
子（常为锌、硅或铝），以增加其单线态氧产生。在
670 nm 附近有一个很强的吸收波段，能产生荧光，临床
上可采用 100 J/cm^2 的光激发。现已有多款产品进入 III 期
临床试验。

6. 他拉卟吩钠（Talaporfin sodium）

这种二氢卟吩衍生物有许多名称，包括 MACE、NPe6、LS11、Laserphyrin、 Litx ™、Photolon 及 Apoptosin ™。一般来说，二氢卟吩的单线态氧产额很高，是很有效的光敏剂。它以 640 nm 的光激发，必须在用药后 2~4 h 内照光，以取得最大效应。实际上用药后 12 h 已无光动力反应。治疗肝和头颈部复发癌的Ⅲ期临床试验目前正在进行之中。

7. 特来汀（Turlytin）

乙基锡初紫红素（初卟啉锡）（tinethyl etiopurpurin，SNET2）是一种人工合成的红紫素，是叶绿素的降解产物。其中央的锡原子增强 660 nm 红光的吸收。此药的初步临床疗效甚佳，前景看好，有待实现商品上市。

8. 帕多芬/帕德利莫金（Padoporfin/padeliporfin）

这两种光敏剂都是细菌叶绿素（细菌的叶绿素等价物）的细菌脱镁叶绿酸（bacteriophorbide）衍生物。Padoporfifin（WST9，Tookad）是疏水性的，需要载体。Padeloporfifin（WST11）是亲水性的，用药容易。目前的前列腺癌治疗研究采用 padeliporfifin，治疗结果尚待明确。

9.路德（Lutrin）/特克沙芬（Texaphyrins）

Lutrin 和 Texaphyrins 是合成的和扩展的卟啉类光敏剂，但其临床功能远超出 PDT 治疗。Lutrin（motexafin lutetium，Lu-Tex）-PDT 已经进入临床试验。Lutrin 是一种水溶性光敏剂，容易通过静脉给药。清除迅速，1 d 后已不引起光敏反应。

10.替莫卟吩（Temoporfin）

Temoporfifin 是二氢卟吩家族的一员，已有商品，广泛用于 PDT 治疗。它在 652nm 光波照射下产生非常大量的单线态氧，是最强的光敏剂之一。Foscan 是一种临床功效很强的光敏剂，但比许多其他光敏剂更易受到不精确的计量学和日光曝露的影响。因其致瘘率高，现禁用于腔道肿瘤治疗。

二、光源设备与导光系统

（一）光源设备

1.基本原理

（1）光的作用

光动力治疗的根本是光动力反应（photodynamic action），也称为光敏化作用，或称敏化光氧化作用，概括地说是在有氧、光和敏化剂同时参与下的化学或生物化学变化。光、光敏剂和氧被称为光动力治疗的三大要素，缺一不可。光源作为光动力作用的动力，在光动力治疗中的作用非常重要。

由于光动力作用中光源是用来激发光敏剂的，它的作用就是给光敏剂发生能级跃迁提供光子能量，因此光源选择一定要与治疗用的光敏剂相匹配。不同的光敏剂发生能级跃迁所需要的能量不同，激发效率不同，产生的荧光和单态氧的量子产率不同，光漂白量子产率也不同，这是由光敏剂分子的自身特性决定的，而这种特性决定了激发光源的波长和能量。因此，光动力治疗中光源设备的选择由所用光敏剂决定。一般情况下，光源设备的选择主要看两个参数。

a.波长：光源设备一般会明确指出其中心波长或波长范围，将之与光敏剂的峰值激发波长相对比，刚好匹配或覆盖光敏剂的峰值激发波长的光源设备即可用于治疗。如果光源设备的中心波长或波长范围在光敏剂激发光谱峰值两侧，离峰值越远，激发效果越差。

b.功率：一般情况下，光源设备的功率都是可调的，功率范围在光动力治疗建议范围内即可。1~10 W的光源设备是比较合适的。

（2）光源设备的类型

光动力光源设备的类型主要包括激光器、窄带LED光源和宽谱白光。其中激光器最为常见，早期或有些情况下用弧光灯或荧光光源，加载窄带滤光片，现在已不常用。而近年来随着LED技术的发展，高功率窄带宽的LED被用于光动力光源设备的研发，特别是用于治疗面积较大皮肤病变的光动力治疗。

2.激光器

（1）原理

"激光"一词的英文原名"LASER"是"light amplifification by stimulated emission of radiation（受激辐射光放大）"取头一个字母的缩写。激光是一种单色性佳、相干性强、方向性好、亮度高的相干光束。激光器从微波量子放大器发展而来。世界上第一台激光器——红宝石激光器是1960年由梅曼研制成功。

激光的发光机制是受激辐射光放大。一般激光器由三部分组成：具有亚稳态结构的工作物质、激励能源、光学谐振腔。而产生激光的必要条件则是实现粒子数反转、光学谐振腔。

（2）分类

激光器件种类繁多，分类方法也有很多种。按产生激光的工作物质不同，可以分为气体激光器、固体激光器、半导体激光器、液体激光器、化学激光器、自由电子激光器等。按工作方式，激光器可分为连续和脉冲两大类。按激光技术，激光器可分为静态脉冲激光器、调Q激光器、锁模激光器，也可分为单模（单纵模和单横模）激光器和多模激光器。

（二）导光系统

导光系统又称光传输系统。其定义为：在光源与靶组织之间对光进行受控传输的系统。导光系统已经成为现代激光医疗系统中不可或缺的一部分。有时，激光治疗能否进行或进行得好坏，起决定作用的不再是激光器的选择，而是有否符合要求的导光系统。

1.基本原理

导光系统从结构上通常可分为输入端、导光部分和输出端三段。输入端的作用把激光器输出的激光束耦合进导光部分以供传输；导光部分的作用是把激光以最小的损耗引导到输出端，传输过程中要尽可能保持光束原有质量；输出端安装的光学元件（靶标光学元件）可根据需要变换激光束，以满足治疗需要。最早出现的激光导光系统是导光关节臂，即关节导光系统，是20世纪60年代末应 CO_2 激光手术的需要而发展起来的。光纤虽然在医疗器械中的应用很早（1960年即用于图像传感），但几年之后才作为传输系统传输激光能量以供治疗，首先应用的是石英光纤，可以传输 300~2500 nm 的激光。随着纤维光学技术的飞速发展，人们开发出了许多新型光纤和光波导，传输激光波长短到 200 nm 以下的远紫外光，长到十几 μm 的远红外光。

2.光纤

光纤是一种能够传输光频电磁波的介质波导，其传光机理是光的全反射原理。光纤的典型结构包括纤芯、包层和护套三部分。纤芯和包层构成传光的波导结构，护套只起保护作用。光纤的种类很多，按材料可分为玻璃光纤、塑料光纤和液芯光纤；按折射率分布可分为阶跃光纤和变折射率光纤；按使用波段可分为可见光光纤、紫外光纤和红外光纤；按所传输模的数目可分为单模光纤和多模光纤。按临床应用分为柱状光纤、点状光纤、透镜光纤、平头光纤、球囊光纤等。

光在光纤中传输会发生损耗，光纤损耗有下列两种主要根源：吸收损耗和散射损耗。①吸收损耗，是由于光纤材料和其中的有害杂质对光能吸收引起的，它们把光能以热能形式消耗于光纤中。材料吸收损耗是一种固有损耗，不可避免。只能选择固有损耗较小的材料来做光纤。石英在红外波段内吸收较小，是优良的光纤材料。②散射损耗，由于光纤制作工艺上的不完善，如有微气泡、内应力或折射率分布不均匀，则光在这些地方会发生散射，使光纤损耗增大。

三、安全事项

（一）剂量安全

PDT 面临的最主要的临床问题之一就是光照射剂量的控制。也就是要根据肿瘤及其周围组织的光学性质和形状，优化选择照射源的几何形状和辐射强度，使治疗组织体积内获得最合理的光能量分布，以避免治疗剂量不足造成的治疗后肿瘤再生长，或剂量过量造成的正常组织热损伤。光动力疗法的本质是光化学反应，光敏剂受光激发产生能量转移和电子传递，与周围的氧分子或其他底物发生化学反应。所以光动力疗法的光剂量不宜过大，以单独照射不引起不可逆损伤为标准。一般情况下，功率不超过 1 W，但也要考虑光斑面积，功率密度在 50~300 mW/cm^2。

（二）器件安全

器件安全主要是指与人体直接接触的光纤。由于光纤易脆、易断及不能对折等特点，在进行光纤操作时要注意以下几点。

（1）光纤不易直接接触组织，不管光纤是表面照射还是与内窥镜配合使用进行管腔内照射，都要注意不要将光纤直接与组织接触。光纤与组织直接接触会产生以下隐患：①造成组织损伤，因为光纤较为坚硬且尖锐，光纤与组织直接接触易造成组织损伤；②造成光纤断裂，光纤脆弱，碰到较硬的组织或用力过度，会造成光纤断裂，致使治疗中断。最危险的是光纤断头掉入组织中，未及时取出，造成后续医疗事故；③造成光纤烧蚀，因为组织和空气的热传导性能不同，当光纤端口被组织或组织液包裹时，容易产生过热，"烧糊"光纤外包层。

（2）光纤不能对折，光在光纤中传播的原理在上节中提到，是光的全反射传播，这需保持光路相对稳定。所以光纤虽然可以 360°弯曲，但是不能对折或折叠，这是造成光的泄露，增加光纤损耗，导致治疗剂量不准确。

第四章

肿瘤光动力治疗的
注意事项

一、环境及患者注意事项

（1）病房要求：病房门窗须用黑色遮光布，采用小功率乳白色灯光照明或使用台灯。

（2）患者注射光敏剂后需及时戴墨镜、入住暗房，并注意观察病情变化情况。

（3）注射光敏剂40~50 h后做PDT，必要时第2天重复一次。

（4）PDT术后3 d内应观察患者局部黏膜水肿情况，必要时可预防性使用激素3 d。

（5）PDT术后1个月内随时注意患者皮肤暴露部分，出现光过敏性皮炎，及时抗过敏对症处理。1个月后先让小部分皮肤暴露在阳光下，证实无过敏症状才可外出。

二、工作人员注意事项

（1）光动力仪产生的4级激光对眼睛有危险。应避免眼睛或皮肤暴露于光束，所有激光使用的区域必须给予保护措施。特别是当激光系统工作时，所有人都要戴保护眼镜。不要注视正在定位的光束或直接通过光学设备观察激光射线。室内避免放置金属和玻璃等反射材料。必须注意在手术室门上贴上明显标志，防止未戴防护眼罩的人员进入治疗室。保护眼镜应使用适于半导体激光波长范围630 nm、光密度（optical density，OD）>4的专用护眼镜，其他墨镜对眼睛保护是不适当的。合格的眼镜可从代理商处得到。

（2）应确保防护套消毒，避免光纤污染。消毒防护套由PTFE材料制成，可反复使用和用普通消毒液消毒。光纤不可高温高压消毒。

（3）不要使用可燃或易爆、可能被激光点燃的麻醉气体。避免在设备操作场所使用其他的可燃或挥发气体物质。

（4）使用者应该在操作激光设备之前通读并且彻底地熟悉机器的操作手册。

（5）实施PDT的医生必须取得我国执业医师资格证，经过肿瘤光动力治疗专业培训。

三、避光宣教

目前国内唯一获批应用于肿瘤治疗的光敏剂是喜泊分，作为血卟啉衍生物，在应用中最主要问题是光过敏反应。故治疗前对患者进行避光宣教，告知其避光时间及程度，尤为重要。

（一）给药第1周

患者皮肤和眼睛对光线十分敏感，此时需严格避光，避免直接暴露在阳光下。需留在暗室内，暗室内可使用一个60 W以下的黄炽灯泡的台灯，可观看电视，安全距离2米以上，并戴黑色眼镜。最好不要使用电脑或手机。

（二）给药第2周

患者眼睛对明亮光线仍十分敏感，仍需继续佩戴墨镜，皮肤对光线也是敏感的，仍需避免直接暴露于阳光下。但本周光敏药物处于代谢过程中，应逐渐增加室内光线照射亮度，直至恢复至正常室内照明状态。本周仍需避免使用手机或电脑，观看电视需保持安全距离。

（三）给药第3—4周

患者皮肤对光线还有一定的敏感性，需避免强烈阳光直射和室内强光照明。患者可在夜晚外出活动。如必须白天去户外，建议其阴天出行，或避开上午10点至下午2点光线最强时段。患者需戴上墨镜（<4%透光率），手套，宽边帽，长袖衬衫，长裤和袜子。此期间建议患者要避免明亮的光线如阅读灯的照射；尽管普通室内光线不是有害的，但天窗直接照射的光线也应避免，需要

挂窗帘或躲避在阴影内。

（四）给药4周后

嘱患者进行光敏感试验。方法是将其手放在一个有直径约2cm的洞的纸袋内，将其暴露在阳光下照射10 min：如在24 h内出现肿胀、发红或水泡，则患者应继续避光直到2周之后，再进行重新测试；如在24 h内无任何反应，患者可逐渐恢复接触阳光。可尝试第一天暴露于光照下15 min，如无问题，可逐步增加暴露时间。初期建议避开阳光最强时段（10：00—14：00）。至少三个月不要进行日光浴或使用太阳灯、日光浴床。还需避免眼科灯光检查。

由于光动力治疗应用范围较广，现已广泛用于神经、呼吸、消化、妇科、介入等领域，不同专业具有各自独特的特点及注意事项。

第五章

肿瘤光动力治疗的优势

光动力治疗的优点不同于传统手术、放疗和化疗三大治疗手段，它对靶组织及损伤程度都具可选择性，可减少对正常组织损伤。与手术、化疗、放疗等常规治疗手段相比，光动力疗法有如下重要优点。

一、创伤小

借助光纤、内窥镜和其他介入技术，可将激光引导到体内深部进行治疗，避免开胸、开腹等手术造成的创伤和痛苦。

二、毒性低微

进入人体组织的光敏药物，只有达到一定浓度并受到足量光照射，才会引发光动力学反应而杀伤肿瘤细胞，是一种局部治疗的方法。人体未受到光照射的部分，并不产生这种反应，人体其他部位的器官和组织都不受损伤，也不影响造血功能，因此光动力疗法的毒副作用是很低微的。治疗后患者恢复迅速，缩短住院时间。

三、选择性好

光动力疗法的主要攻击目标是光照区的病变组织，对病灶周边的正常组织损伤轻微，这种选择性杀伤作用是许多其他治疗手段难以实现的。

四、适用性好

不同细胞类型的癌组织对放疗、化疗的敏感性可有较大差异，应用受到限制；而光动力疗法对不同细胞类型癌组织都有效，适用范围广。

五、可重复治疗

癌细胞对光敏药物无耐药性，患者也不会因多次光动力治疗而增加毒性反应，所以可重复治疗。

六、可姑息治疗

对晚期肿瘤患者，或因高龄、心肺肝肾功能不全、血友病而不能接受手术治疗的肿瘤患者，光动力疗法是一种能有效减轻痛苦、提高生活质量、延长生命的姑息性治疗手段。

七、可与多种治疗方法协同

①与手术联合：对某些肿瘤，先进行外科切除，再施以光动力治疗，可进一步消灭残留癌细胞，减少复发机会，提高手术的彻底性；对另一些肿瘤，有可能先做光动力治疗，使肿瘤缩小后再切除，扩大手术的适应证，提高手术成功率。②与化疗联合：近年来，化疗与光动力联合治疗恶性肿瘤逐渐用于临床，并取得了较好疗效。一方面，光动力治疗可辅助化疗，增强靶向特异

性，并通过改变血管通透性介导药物更好在肿瘤区富集；另一方面，化疗可辅助光动力治疗，清除残余癌细胞并抑制损伤血管的再生。二者联合治疗，可增强控瘤疗效并减少全身毒副作用。③与放疗联合：放疗与卟啉类光敏剂-PDT联合应用是安全有效的。一般主张先做PDT后放疗，如先做放疗，需待1个月后放疗的急性炎性反应期过后，方可行PDT。④与分子靶向药物联合：目前研究表明，厄洛替尼联合PDT能增强PDT的疗效，同时PDT可降低TKI类药物的耐药性，改善患者预后。⑤与免疫治疗联合：光动力免疫疗法（photodynamic immunotherapy，PDIT）逐渐引起人们的关注，PDIT是将光动力治疗和免疫疗法联用于疾病治疗中，使两种疗法协同发挥疗效的治疗方法，但目前这些研究均在实验室阶段，尚无大规模临床应用证据。

八、可消灭隐性癌灶

临床上有些肿瘤，如膀胱移行细胞癌，在主病灶外可能有散在的肉眼看不见的微小癌巢，常规治疗手段只能去除主病灶，对隐性癌巢无能为力，但用光动力疗法采取全膀胱充盈后表面照射的方法，消灭可能存在的所有微小病变，从而大大减少肿瘤复发的机会。

九、可保护容貌及重要器官功能

对颜面部的皮肤癌、口腔癌、阴茎癌、宫颈癌、视网膜母细胞瘤等，应用光动力疗法有可能在有效杀伤癌组织情况下，尽可能减少对发病器官上皮结构和胶原支架的损伤，使创面愈合后容貌少受影响、保持器官外形完整和正常的生理功能。

第六章

肿瘤光动力治疗的
临床应用

一、呼吸道肿瘤

（一）适应证和禁忌证

1.适应证

（1）早期病变的治疗：此类患者经过光动力治疗后，有望达到根治目的。

a.早期中央型肺癌。

b.原发性气管恶性肿瘤。

需满足如下条件：需经CT、超声支气管镜（EBUS）、光学相干断层成像技术（OCT）、窄波光支气管镜（NBI）或是荧光支气管镜（AFB）确认。病理证实为恶性肿瘤，且病变累及黏膜、黏膜下层，未累及软骨，病变厚度<1 cm，无淋巴结及远处转移，患者无法耐受手术或不接受手术治疗。

（2）姑息性治疗：

a.原发或转移性气管恶性肿瘤，管腔堵塞<50%。

b.原发或转移性支气管恶性肿瘤。

c.多源发中央型肺癌。

d.肺癌手术后残端局部复发。

e.中央型肺癌放疗后局部复发。

需满足如下条件：肿瘤呈管内型或管内+管壁型，

以管外型为主的混合性病变不建议行腔道PDT。

2.禁忌证

（1）血卟啉症及其他因光而恶化的疾病。

（2）已知对卟啉类或对任何赋形剂过敏者。

（3）现在正在用光敏剂进行治疗。

（4）计划在30 d内行外科手术治疗者。

（5）存在眼科疾病需在30 d内需要灯光检查者。

（6）严重的心肺功能不全、肝肾功能不全，不能耐受支气管镜下治疗。

（7）明显的凝血功能障碍。

（8）肿瘤已侵犯大血管、气道食管肿瘤贯通性浸润。

（9）食管气管瘘、气管纵隔瘘、支气管胸膜瘘、支气管管壁结构被破坏。

（10）气管肿瘤致管腔重度狭窄者（>75%），严禁直接行光动力治疗。

（11）孕妇慎用：卟吩姆钠被认为是怀孕风险C级（毒性，无致畸）的药物，具有非透析性。

（二）操作流程

1.术前准备

（1）术前检查

a.实验室检查：血常规、肝肾功能、凝血功能、乙肝五项、抗HCV、性病组合。

b.功能检查：肺功能检查、心电图、超声心动图。

c.影像学检查：胸部CT平扫+增强+气管树的三维重建：明确管壁厚度、是否浸透全层、与邻近器官有无浸润、与邻近血管有无浸润、有无邻近淋巴结转移。

d.内镜检查：建议术前2周内行支气管镜检查，观察病变的部位、个数、厚度，管腔堵塞程度。如有条件建议同时行超声支气管镜、荧光支气管镜检查，明确病变的范围及厚度。

（2）知情同意及告知：术前应向患者及其家属解释光动力治疗的过程、治疗期间的可能出现的风险及并发症，我们可给予的应对措施、疗效及随访情况。同时应告知其他可选择的治疗方案，取得患者及家属的同意。并进行避光宣教（具体内容见前文）。

（3）病房要求：病房的窗户须用避光窗帘，房间内照明灯光需使用<60瓦黄炽灯。

（4）患者要求：患者注射光敏剂后需戴墨镜、入住避光房间。

（5）医务人员要求：需经过光动力治疗规范培训，在进行治疗时需佩戴防护眼镜。

2.操作过程

（1）药物配制和用量

a.皮试：将光敏剂（喜泊分）稀释至 0.01 mg/ml，0.1 ml 皮内注射，注射区避强光。结果判断：15 min 后观察局部反应，有无红肿硬结等过敏现象，皮试阴性者方可使用该药物。

b.给药方式：喜泊分从恒温冰箱中取出药品放置于太阳光不可照射到的地方，静置复温至药品从冰水混合物状态恢复至液体状态，抽取药品溶于 250 ml 生理盐水中，使用避光输液器输注，1 h 内输毕。输液过程中加强巡视，必要时予心电监护，观察患者有无不适、生命体征变化及防止药液外渗。

c.药品的使用剂量：喜泊分 2~3 mg/kg。

（2）光源选择

用于喜泊分-PDT 的光源为半导体激光器，发射波长 630±3 nm，功率 0.1~2 W，照射多采用 2~5 cm 的柱状光纤，根据病变长度选择不同长度弥散段的光纤。

（3）照光参数

临床应用时，照光参数是极为重要的。能量密度、功率密度、照光时间是照光的三大参数，设计柱状扩散光纤 PDT 光剂量时要选定两个参数，即受治病灶的长度和总光剂量。辐射光的覆盖区应大于其边缘约 0.5 cm。三者之间的换算公式如下：

照光时间（s）=能量密度（J/cm^2）÷功率密度（W/cm^2）

照光时间和功率密度是临床应用时可供调节的两个照光参数。照光时间越长、功率密度越大即能量密度越大，疗效越好，但不良反应也越重。

（4）治疗步骤

a.制定治疗计划：通过术前检查评估病变的范围、确定光纤的选择、照射方式、照射位置及输出功率和照射时间。

b.静注血卟啉液 40~48h 后，在局麻或全麻下行电子支气管镜，确定病变区域，将柱状光纤自活检孔道送至病变区，应用波长为 630 nm、功率密度 100 mW/cm^2，能量密度为 150~200 J/cm^2 进行照射。照射时光纤需超过病变范围两端各 0.5 cm。如病变较长，可分段照射。

c.建议间断照光（照射3~5 min，间隔1~3 min）疗效明显优于持续照光。

d.初照与复照间隔24 h，复照前需先清理治疗部位表面的坏死物，切忌过度清理，避免出血，如出血量较多，说明清理范围大大超出光动力治疗深度，需立即停止。复照能量密度一般不超过初照。

e.照射结束3~5 d内需再次行支气管镜，镜下清理治疗部位表面坏死物，避免管腔堵塞。

f.对早期病变，可在局麻下或安定镇痛下用支气管镜引导直接进行照射。对姑息性治疗，先在全麻下经口插入硬质气管镜或气管插管，经硬镜或气管插管进可弯曲支气管镜，如有呼吸介入4级技术，可采用硬镜铲切、二氧化碳冷冻冻取、激光/氩气刀烧灼消融、电圈套器套扎肿瘤等技术将气管支气管内肿瘤进行减瘤治疗，再针对肿瘤的残存部位进行照射，可获得更优的疗效。对于支气管肿瘤如无法切除肿瘤，也可将治疗光纤直接插入瘤体内进行照射。

3.注意事项

（1）光照问题：输注喜泊分40~48 h后给予照射，常规照射2次，功率密度100 mW/cm²，每次的能量密度为 150~200 J/cm^2。

（2）治疗方式的选择：

a.中央气道Ⅰ-Ⅲ区肿瘤管腔堵塞<50%，直接行光动力治疗。

b.中央气道Ⅰ-Ⅲ区肿瘤管腔堵塞≥50%，进行支气管镜下减瘤治疗，处理后管腔狭窄<50%，再行光动力治疗，必要时PDT后立即置入气道支架，因金属覆膜支架可影响光线穿透，第二次照射前需将支架取出后再照射。

c.支气管（中央气道Ⅴ-Ⅷ区）肿瘤致管腔狭窄，单侧病变无论狭窄程度如何，均可直接行光动力治疗，双侧病变建议每次照射一侧，隔日进行，或照射后放置Y形气道支架。

● 如支气管管腔狭窄<50%，直接行光动力治疗；

● 如支气管管腔狭窄>50%，可减瘤后使管腔狭窄<50%，再行光动力治疗；

● 如单侧支气管管腔狭窄>50%，亦可将光纤直接插入瘤体内，行间质光动力治疗，或与表面光动力治疗联合，照射后再减瘤，可降低术中出血风险；

● 如支气管管腔狭窄>50%，亦可行光动力治疗后立即放置支气管支架。第二次照射前，再将支架取出。

（三）疗效评价

呼吸道肿瘤光动力治疗疗效评价标准（2019版）

1.近期疗效评价标准（评价时间：PDT治疗后1个月）

（1）完全缓解（CR）：支气管腔内癌变完全消除，黏膜活检病理未见肿瘤细胞。

（2）部分缓解（PR）：支气管腔内癌变的长度×厚度的乘积较治疗前缩小≥30%黏膜活检病理仍有肿瘤细胞。

（3）疾病稳定（SD）：既没缓解，也没进展，黏膜活检病理仍有肿瘤细胞。

（4）疾病进展（PD）：癌变范围超过原病灶区，活检有肿瘤细胞。

2.远期疗效评价标准

（1）总生存期（OS）：从治疗开始到因任何原因引起死亡的时间。

（2）无进展生存时间（PFS）：从治疗开始到肿瘤进展或死亡的时间。

（3）生活质量评分（KPS）。

治疗前后应定期评估，每次评估都需要行胸部CT平扫+增强、支气管镜检查、取组织活检作为客观评价依据。肿瘤的治疗不再着眼于肿瘤缩小，同时还要关注生活质量，故在远期疗效评价标准中引入生活质量评分。

（四）随访

光动力治疗后1个月，光敏试验阴性，患者可正常接触阳光后返院复诊。复诊时需记录与光动力治疗相关的症状和不良事件。复查胸部CT及支气管镜检查，对早期病变需在病变处活检，明确肿瘤残存情况；对姑息性治疗需观察组织坏死及修复情况，评估管腔狭窄程度。此后每隔3个月随访一次，随访内容包括临床症状及体征、实验室检查、影像学检查、支气管镜检查、病理等。对于早期患者如病理持续阴性，2年后改为每半年随访一次至满5年。

（五）并发症及其防治措施

1.常见并发症

（1）光敏反应

发生率5%~28%。临床表现主要为皮肤过度晒伤样改变，如充血、红肿、辣痛，少数出现皮疹，多为红斑、丘疹，伴瘙痒或灼痛，重者可能出现脱皮、水疱。后期可能出现色素沉着。进行避光教育是整个治疗的十分重要的部分（避光教育见总论）。一旦发生，在皮肤最初出现麻刺感或红斑时，应立即躲避阳光，用冷水湿敷发热红肿部位，此后需避免阳光直射2周。对出现皮疹者，可口服抗过敏药物，局部涂抹含激素类药膏。对明显肿胀、出现水疱者，为严重光毒性反应，需静脉使用激素类药物、口服抗过敏药，避免接触阳光。

（2）咳嗽

发生率15%~34%。以刺激性咳嗽为主，常伴有咳痰费力，进行照射后可予口服止咳祛痰药物。

（3）呼吸困难

发生率18%~32%。主要表现为胸闷、活动后气短。多见于照射后坏死物堵塞管腔，形成全肺不张时，可伴有胸痛。在进行照射后3~5 d内需行支气管镜检清除坏死物。在治疗过程中一旦出现呼吸困难，需及时行镜下治疗，通畅气道，必要时放置临时性气管支架，维持管腔通畅。

（4）发热

一般在37℃~38℃。多为肿瘤坏死的吸收热或是肿瘤照射后形成坏死物堵塞管腔导致阻塞性肺炎所致。对症退热、抗感染等即可，必要时行支气管镜下清理坏死物，保证气道通畅。

（5）咯血

多为血丝痰，见于清理坏死物时损伤正常组织，或对于结构较为松散的肿瘤组织照射后组织坏死脱落，肿瘤创面过大，渗血。对症药物止血或支气管镜下止血。

常见并发症相对轻微，均能耐受，对症处理后症状很快可以消失。

2.严重及少见并发症

（1）急性黏膜水肿

表现为突发呼吸困难，口唇紫绀，喉鸣，大汗，不能平卧，血氧饱和度进行性下降。心率增快，血压升高。严重时可出现窒息死亡。多发生于病变位于中央气道Ⅰ区邻近声门处的，光照后声门水肿所致。对于此类患者术后连用3 d激素如甲泼尼龙40 mg iv Qd。术后气切包备于床旁，必要时行预防性气管插管。一旦出现呼吸困难、血氧饱和度进行性下降，建议在支气管镜引导下行气管插管，插管困难时立即行气管切开。

（2）穿孔

当气管支气管、食管、胃肠道等空腔脏器恶性肿瘤进行PDT时，如肿瘤侵及空腔脏器管壁全层，照射后肿瘤组织坏死形成，随着坏死物脱落，较易形成穿孔。当病变累及邻近脏器（如食道）则出现食管气管/支气管瘘。常表现为咳嗽、咳痰突然加重，痰中带血量明显增多，伴有进食饮水呛咳时，需高度怀疑穿孔可能。尽快行胸部CT、上消化道造影（禁用硫酸钡造影）及支气管镜检查明确。一旦明确有食管气管瘘，可放置气道覆膜支架封堵瘘口。在瘘口未封堵成功前禁止经口进食水，需放置肠内营养管或是空肠造瘘，营养支持治疗。

（3）瘢痕狭窄

早期可无症状，后期随着管腔狭窄加重，逐步出现咳嗽，咳痰费力，活动后气短。考虑原因可能为PDT后肿瘤组织坏死脱落，局部黏膜纤维化形成瘢痕，瘢痕组织收缩导致管腔狭窄。行支气管镜检查可见病变处肿瘤消失，局部瘢痕化，管腔狭窄。可用球囊扩张、气道内支架置入等治疗，扩宽管腔，改善症状。

（4）致死性大咯血

可能原因：肿瘤已侵及邻近大血管，经PDT后肿瘤组织坏死脱落，形成气道-支气管动脉瘘，引发致命性大咯血。一旦出现应立即行气管插管，并建立静脉通路、患侧卧位，给予药物止血；如情况许可，可行支气管镜下球囊压迫止血、覆膜支架置入、支气管动脉栓塞止血等治疗,必要时外科干预。术前通过各项检查严格筛选出肿瘤已累及周围大血管的病例,可降低该并发症的发生。

(5)肉芽增生

PDT后1月时复查气管镜可见局部息肉样物质,活检病理为肉芽。考虑为黏膜受损后局部炎性反应所致。

(六)与其他技术联合治疗

1. PDT联合支气管镜下介入减瘤术

近些年来随着呼吸内镜介入技术如二氧化碳冷冻、高频电刀、氩离子凝固、激光等技术的发展,可弯曲支气管镜联合硬质气管镜下采用上述技术相互联合,可快速地将肿瘤组织部分或全部切除,并降低术中严重出血的发生率。治疗后在针对肿瘤的残存部位进行光动力照射,可显著提高光动力治疗的疗效。

2. PDT联合放疗

放疗与卟啉类光敏剂-PDT联用后既表现出加和作用,又表现出协同作用,任浙平等采用体外放疗联合支气管腔内PDT治疗肺鳞癌,治疗结束1个月后肺内肿瘤完全消失的比例,放疗联合光动力组明显优于单纯放疗组。同样 Imamura 等把体外胸部放疗与 PDT 结合用于治疗影像隐匿性肺癌也得到比较好的结果，提示可代替手术作为治疗影像隐匿性肺癌的新方法。Freitag 报道应用32 例患者不能手术的支气管肺癌或是手术后复发的支气管肺癌，病变局限于腔内，无淋巴结及远处转移。先予 Photofrin 2 mg/kg 输注，48 h 后给予 630 nm 柱状光纤至于病变内进行照射，能量为 200 J/cm^2，第二天清理坏死物后再行照射，能量为 100 J/cm^2，6 周后复查支气管镜，钳取病变部位，如有肿瘤细胞，行 ^{192}Ir-高剂量近距离放疗，每周分 5 次，4 Gy，每隔一周进行一次，最终总剂量为 20 Gy。24 例患者（75%）PDT 后达到 CR，联合治疗 CR 率 97%，仅有一例联合治疗后仍有肿瘤细胞残存，平均生存期>24 个月。无严重并发症发生。PDT 联合放疗是安全有效的。一般主张先做 PDT 后放疗，如先做放疗，放疗后组织细胞受损后有瘢痕化表现，可影响光线穿透，需待 1 月后放疗的急性炎性反应期过后，方可行 PDT。近年来随着放疗技术的提高，放疗的总剂量较前提高，临床中出现放疗后行光动力治疗出现组织结构破坏加重，故光动力治疗与放疗联合时剂量和间隔时间，仍需更多的研究。

3.PDT联合化疗

有两种常见的可以增强抗肿瘤效应的方法：①使肿瘤细胞对光动力疗法致敏；②干扰幸存肿瘤或基质细胞中光动力效应所引起的细胞保护性分子反应。任何光动力作用和光动力增敏剂的相互作用被限制在照明区域，因此，联合作用所增强的毒性作用不是系统性的，这对接受高强度治疗方案的晚期或虚弱的患者特别重要。此外，由于光动力作用依赖唯一的 ROS 细胞毒性效应，它能安全联合其他抗肿瘤治疗而不会引起交叉耐药，已经被成功地与化疗和放疗联用。已有文献报道对顺铂耐药性晚期食管癌患者应用5-Fu和奈达铂化疗后给予光动力治疗，有利于改善机体免疫功能，提高治疗效果，延长生存时间。

Akopov 等报道纳入了42例ⅢA 期和ⅢB 期中央性非小细胞肺癌（主要是支气管和其远端受累）患者，这些患者最初不符合手术条件，但在新辅助治疗后可能被认为是有手术的可能性。他们被随机分为两组，一组接受新辅助化疗和支气管内PDT，另一组接受单独化疗，然后进行手术切除。化疗前分别用光敏剂 NPe6 和 662 nm激光进行 PDT。新辅助治疗后，PDT组 19 例（90%）

PR，而非PDT组16例（76%）PR（p=0.460）。无PDT组3例（19%）术后肿瘤无法切除。PDT组有14例肺切除和5例肺叶切除，而非PDT组有10例肺切除和3例肺叶切除。PDT组与无PDT组相比，切除完全度明显增高。新辅助PDT联合化疗是有效、安全的，可降期达到外科手术切除的标准。

所以，对晚期或KPS评分较低肺癌患者，在传统治疗方法疗效不佳或实施困难情况下，可试用PDT联合化疗。

4.PDT联合分子靶向药物

肺癌患者如检测到EGFR突变，适合使用EGFR-TKI类靶向药治疗。EGFR（表皮生长因子受体，也叫ErbB1或HER1）的异常激活，是驱动肺癌生长增殖的重要致癌分子机制，抑制EGFR是控制肺癌的重要策略。EGFR-TKI（表皮生长因子受体-酪氨酸激酶抑制剂）就是这样一类可以靶向抑制EGFR的药物总称。EGFR抑制剂能够增加PDT的细胞毒性。有体外试验表明，厄洛替尼联合PDT能够增强PDT的疗效，可能能够显著改善患者的预后。

5.PDT联合免疫治疗

光动力免疫疗法（PDIT）逐渐引起人们的关注。

PDIT是将光动力治疗和免疫疗法联合应用于疾病的治疗中，使两种疗法协同发挥疗效的治疗方法。如将光敏剂与特定癌细胞的单克隆抗体交联，以单克隆抗体为载体，可显著提高癌细胞内光敏剂的浓度，加强PDT的疗效。分枝杆菌细胞壁提取物（mycobacterium cell-wall extract，MCWE）是一种非特异性免疫激活剂，Korbelik等将PDT与MCWE联合应用于肿瘤的治疗，可显著增加免疫效应细胞的活性。二甲基磺醌醋酸（DMXAA）是一种抑制血管生成的细胞因子，可诱导TNF-α产生。Bellnier等联合应用低剂量的DMXAA和低剂量的PDT后发现，肿瘤的复发率和正常组织的损伤程度均显著降低。还有，将PDT与补体激活剂联合应用，如肿瘤局部应用酵母多糖或全身应用链激酶，也可增强PDT疗效，降低肿瘤的复发率。在体外试验中，将小鼠模型肿瘤内注射光敏剂后给予激光照射，同时给予抗CTLA-4药物使用，长期存活率可达84%。但目前这些研究均在实验室阶段，尚无大规模临床应用证据。

（七）展望

1.肺小结节的光动力治疗

近年来随着CT的普及，肺小结节的检出率逐年增高，其中1 cm以内磨玻璃结节有一定的恶性的可能性，目前导航支气管镜、导航下隧道技术，可在导航下通过支气管镜将光纤送至病灶处，进行光动力治疗。因支气管镜进入自然腔道，无创伤。但因目前病例数极少，随访时间短，使用的光敏剂、药物的剂量、照射功率及总能量密度尚需临床数据支持。

2.周围型肺癌的光动力治疗

既往采用经皮穿刺将光纤插入瘤体内进行间质光动力。光线在组织内存在散射、折射，不同的组织光线在其内穿透的深度也不同，有动物试验显示波长630 nm在大鼠肉瘤组织中活体穿透深度为6.1 mm，离体为8.8 mm。离体组织如人支气管黏膜穿透深度为1.1 mm，人肺鳞癌细胞为1.6 mm。因而间质光动力进行时有关光的功率密度及能量密度的设定需要多中心的临床研究。

3.恶性胸膜疾病的光动力治疗

光动力治疗恶性胸膜间皮瘤疗效肯定，国外多采用胸腔镜下将病变切除后，将多根光纤分布在6~8个部位进行照射。而国内只有单通道的光动力激光发射器，而胸膜腔为不规则的腔道，使用单一光纤即使变更部位仍无法照射均匀。因设备受限，为了获得更好的疗效，国内针对恶性胸膜疾病的治疗仍在摸索阶段。

4.中医治疗介入光动力治疗

光动力治疗为药械联合技术，术后出现相关并发症，患者机体减弱，随着中西医结合理念的推广，王洪武教授带领的团队，根据个体辨证论治，尝试采用中药口服及外敷、针灸等技术联合，刺激机体免疫力，减轻并发症，达到扶正作用。但目前仍处于探索阶段，后续需进行多中心临床研究。

二、食管癌

（一）适应证和禁忌证

1.根治性治疗适应证

根治性光动力治疗是指经光动力治疗后病变完全缓解的一种治疗方法。

（1）食管癌的癌前病变，如：食管黏膜上皮内瘤变。

（2）早期食管癌T1N0M0患者。

（3）手术或放化疗后局部复发，或经过内镜微创治疗后局部复发的表浅肿瘤。

2.姑息治疗适应证

（1）不适宜手术、放化疗的晚期食管癌患者或患者要求行PDT治疗。

（2）放化疗后或术后肿瘤复发食管梗阻者。

3.绝对禁忌证

（1）对光敏剂过敏患者。

（2）原有血卟啉病或其他因光照加重的疾病，如系统性红斑狼疮、皮肌炎等。

（3）食管癌合并食管静脉曲张者。

（4）食管癌合并食管气管瘘或食管纵隔瘘者。

4.相对禁忌证

（1）患有严重或未控制的心肺疾病；或各种原因所导致生命体征不平稳者。

（2）明显的凝血功能障碍者。

（3）溃疡型病灶并出血或估计病灶坏死后容易发生穿孔者。

（4）超声内镜检查显示肿瘤侵犯食管全层，PDT后可能发生瘘者。

（5）存在眼部疾病，近一个月内需要接受眼科灯光检查的患者。

（6）计划在30 d内行手术治疗者；

（7）孕妇及哺乳期妇女慎用。

（二）操作流程

1.术前检查与准备

（1）对医生的要求

实施PDT的医生必须取得我国执业医师资格证，经过光动力治疗专业培训，熟悉光学剂量参数设计和计算，熟练掌握内镜操作技术。行PDT前必须熟知PDT使用的光敏剂与激光装置的说明，在PDT治疗过程中一定要注意戴防护眼镜以保护眼睛。

（2）常规术前检查与准备

a.内镜检查

1周以内的胃镜检查，必要时行放大胃镜及染色检查，有条件者最好行超声内镜检查，明确肿瘤的部位、大小、形态、梗阻情况及肿瘤浸润深度等。

b.影像学检查

钡餐造影：内镜不能通过的病灶，需做钡餐造影以明确肿瘤长度、梗阻程度及是否有瘘等，尤其是局部晚期食管癌无法正常进食的患者。

CT或MRI：有助了解肿瘤分期和治疗靶病灶的侵犯范围、深度、毗邻脏器的关系和淋巴结转移情况等。

骨扫描检查：明确全身有无骨转移，必要时行全身

PET-CT检查。

c.实验室检查：血常规、肝肾功能、电解质、凝血功能、肿瘤标志物等。

d.功能检查：心电图、超声心动图、肺功能检查等。

（3）手术室配备急救物品：心电监护仪，吸氧、吸痰装置及简易呼吸球囊等。

（4）完成光动力设备调试，保证设备正常运行。

（5）光敏剂滴注

喜泊分皮试阴性，按照2~5 mg/kg的剂量加入250 ml生理盐水中，在1 h内用避光输液器滴注完毕。滴注过程中严密观察患者的生命体征。滴注结束后48~72 h，进行激光治疗。

（6）胃镜等检查设备准备

食管癌光动力治疗应在胃镜直视下完成，照射治疗前检查胃镜主机是否正常运行，胃镜的送水送气及吸引功能是否正常。

（7）患者准备

a.常规准备：患者治疗前需禁食水8~12 h。治疗前30 min，皮下注射阿托品以减少分泌物，必要时可以给予镇静及镇痛药物。如果患者有老年病如高血压和心脏病、或患者精神高度紧张，对治疗高度敏感，可行静脉麻醉。建立静脉通路，心电监护仪监测患者心率、呼吸、血压、心电图和血氧饱和度。治疗前给患者行胃镜检查，以明确肿瘤范围和大小，制订相应的光动力治疗计划，确定治疗方案。

b.签署知情同意书：告知患者及其家属PDT治疗的过程、术中及术后的风险及并发症、预后及随访情况。告知治疗的优缺点及可替代的治疗方案，征求患者及家属的知情同意。

c.避光宣教：告知患者避光注意事项。

2.操作步骤

激光光敏剂产生光动力作用的强度由能量密度决定；能量密度（J/cm^2）=功率密度（W/cm^2）×照射时间（s）。治疗时应根据患者的目标病灶调节输出功率，并由激光功率计检测光输出端的实际输出功率（W）。

（1）根治性PDT

早期食管癌和癌前病变进行PDT的目的是达到完全缓解，以保留正常食管的完整性，从而避免手术和放疗的创伤及副作用。患者行胃镜检查，取左侧卧位，咽部麻醉后插入胃镜，观察食管腔内情况，确定病变的部位和大小，将病变置于视野中央，由活检孔插入柱状光纤，照射时尽量使光纤贴近病变位置，根据病变的范围采用不同的柱状光纤（弥散端长度2.5~4.0 cm），照射范围需超过病灶边缘0.5 cm，使其充分覆盖病灶。治疗结束后观察有无活动性出血及其他异常，如无异常退镜。术后监测生命体征，为了防止术后胃酸反流损伤创面诱发出血等，建议术后常规使用PPI一到两周。如有必要应用抗生素及激素减轻炎症反应。功率密度为100~250 mW/cm^2，照射时间为900~1200 s，能量密度为120~300 J/cm^2，可根据肿瘤范围适当补充照射剂量。

（2）姑息性PDT

中晚期食管癌PDT目的是缓解梗阻、控制病情和延长生命，可按照如下操作进行。

a.激光初次照射

患者常规行胃镜检查，取左侧卧位，咽部麻醉后插入胃镜，观察食管腔内情况，确定病变的部位和大小，若管腔狭窄致胃镜不能通过，先行探条或球囊适当扩张，或更换超细胃镜。将病变置于视野中央，由活检孔插入柱状光纤，使光纤尽量贴近病变位置进行照射，根据病变的范围采用不同的柱状光纤（弥散端长度2.5~4.0 cm），照射范围需超过病灶边缘0.5 cm，使其充分覆盖病灶。治疗结束后观察有无活动性出血及其他异常，如无异常退镜。若管腔狭窄致胃镜不能通过也可在X线下行光动力治疗。术后监测生命体征，为了防止术后胃酸反流损伤创面诱发出血等，建议术后常规使用PPI一到两周。如有必要应用抗生素及激素减轻炎症反应。照射光剂量为300~400 mW/cm²，照射时间为750~1200 s，柱状光纤设定能量密度为225~480 J/cm²。

b.复照

初次激光照射后，24 h需进行复照者，复照前需清除坏死组织，坏死组织的清除对于光动力治疗的临床疗效极为重要。复照要根据肿瘤大小和部位的不同而确定照射剂量，根据具体病灶情况适当降低或升高。

（三）疗效评价

1.早期食管癌和癌前病变的PDT疗效评价

以内镜及病理为主，辅助超声内镜，通过测量肿瘤浸润的深度进行判断，疗效评价标准中仅设CR和PD。CR为活检均阴性；PD为任意1点活检阳性。

2.中晚期食管癌姑息治疗PDT近期疗效评价

以实体瘤疗效评价标准（RECIST标准）为基础，内镜下测量管腔直径和稀钡造影综合判断肿瘤大小和管腔狭窄最小直径，也可辅助超声内镜、吞咽指数进行判定。

（1）内镜可通过的中、晚期食管癌以内镜下测量管腔狭窄段最小直径作为评价指标，不需要吞咽困难评分作为辅助评价指标。

（2）内镜无法通过的中、晚期食管癌狭窄段最小直径的测量，以内镜下测量或食管造影测量管腔最小直径作为主要评价指标，以食管癌吞咽困难评分标准（Stooler吞咽困难分级）作为辅助评价指标。

（3）食管癌姑息治疗PDT近期疗效评价观察时间为：治疗后4周；重复治疗时间为8~12周；评价标准中仅设PR、SD、PD，不设CR。

（4）具体判定标准如下：①治疗前后分别测量狭窄段管腔最小直径，PR为治疗后最小直径增加≥30%；PD为治疗后最小直径缩小≥20%；SD为治疗后最小直径变化在PR和PD两者之间。②治疗前后记录吞咽困难评分，PR为治疗后评分降低≥1分；PD为治疗后评分增加≥1分；SD为治疗后评分变化在PR和PD两者之间。

（四）随访

早期食管癌患者治疗后3个月返院复诊，随访内容包括临床症状及体征、实验室检查、影像学检查、胃镜检查、病理等，需记录与光动力治疗相关的症状和不良事件；胃镜检查时在病变处活检，如无肿瘤残留，半年后随访1次，如病理持续阴性，以后每年随访1次。对于局部复发的表浅肿瘤患者及姑息治疗后患者，光动力治疗后1个月光敏感试验阴性后复诊，随访内容同上，胃镜需观察组织坏死及修复情况，评估管腔狭窄程度及穿孔、出血风险，之后2年之内3~6个月复查一次，2~5年则需6~12个月复查一次。

（五）并发症及其防治措施

PDT术中及术后并发症的发生，与病灶大小，形态，所在部位及其与周边组织器官的解剖关系密切相关，并且与PDT参数设置、肿瘤坏死组织清除方法等有关。在进行PDT前，应充分评估患者一般情况，局部肿瘤情况，制定相应的方案以达到最大治疗效果，从而将风险降至最低。

1.光过敏反应

根据过敏反应的不同等级对症治疗。

2.胸骨后疼痛

胸骨后疼痛为食管癌PDT的常见并发症，30%~40%的患者术后出现胸骨后疼痛。疼痛的原因早期是治疗区域组织反应性充血水肿，后期则可能是肿瘤组织坏死脱落后合并感染所致。对面积比较大的病灶，PDT后常规给予皮质醇激素以减轻水肿反应。止痛药物可根据患者NRS评分给予不同阶梯的镇痛药物。要警惕食管瘘，晚期患者还要警惕大出血可能。

3.发热

常为低热，与肿瘤组织坏死引起的全身炎症反应有关，一般无须特殊处理，必要时给予对症处理，如物理降温、口服解热镇痛药等。若发热持续不退，则应考虑是否合并感染，食管瘘等可能，需进一步行影像学检查，必要时胃镜检查。查血常规等实验室指标，必要时使用抗生素治疗。

4.穿孔与瘘

穿孔与瘘为PDT最为严重的并发症之一，在消化道肿瘤中，以食管癌最为多见。当肿瘤侵犯食管壁全层时，易导致肿瘤组织完全坏死脱落，发生穿孔，术前需明确肿瘤的侵犯深度及其毗邻关系。在激光照射后密切观察该不良反应的发生情况，一旦发生穿孔，立即禁食水，建立全胃肠外静脉营养，予以抗感染治疗，必要时可以考虑放置食管覆膜支架、放置胃肠营养管或经皮胃（空肠）造瘘。

5.出血

在PDT后，伴随肿瘤的变性坏死过程而并发的血性渗出为正常现象，因肿瘤侵犯大血管，PDT可能会导致大血管破裂，需谨慎。一旦出血，需密切监测生命体征；采取侧卧位，保持呼吸道通畅；建立有效的静脉输液通道；使用止血药物如注射用血凝酶等；可采取内镜止血或介入止血治疗等，必要时手术。

6.食管瘢痕狭窄

食管癌行PDT后局部瘢痕狭窄的发生率较高，目前认为与PDT治疗后组织损伤引起炎症反应，继而局部发生纤维化有关。多次光动力治疗及既往接受放疗、化疗者，其发生率增加。根据患者具体情况，可行食管扩张术或放置食管支架缓解患者狭窄症状。

7.其他

食管中下段与心脏相邻，管壁薄，透光性好。该部位进行光动力治疗时，激光可波及心脏及其包膜，可能导致患者心律失常、心功能衰竭、心包积液等并发症。此并发症罕见，术前应评估心功能，告知患者及家属可能的风险及意外。一旦出现有临床意义的心律失常和/或心力衰竭，应立即停止治疗，密切心电监测和床边心电图检查，积极对症治疗，请心内科会诊；如果出现心包积液等，密切观察，积极治疗，必要时行心包穿刺引流。还可造成纵隔炎、胸腔积液等，行对症处理。

（六）与其他技术联合治疗

1.PDT与放疗

单纯放疗对一些早期肿瘤患者的治愈率可高达90%以上，晚期癌症患者的姑息放射治疗可以缓解症状，减轻疼痛，延长生存时间。然而，放射治疗的非特异性会对辐射野中的正常组织造成不同程度的损伤。此外，肿瘤组织内的缺氧细胞可能对放射治疗具有抵抗力。

PDT与放疗联合具有协同作用，对于放疗后局部未完全缓解或局部复发的病人，8~12周后可考虑行PDT，可以显著提高完全缓解率（complete resection，CR）和总生存（overall survival，OS）。对于放疗后复发的癌症患者，光动力疗法通常是一种补救手段。光动力疗法联合调强放射治疗可明显改善中晚期恶性肿瘤患者的症状，从而改善患者的生活质量，尤其是空腔脏器患者的生活质量。光动力联合放疗还可以缩短曝光时间或减少辐射剂量，Sazgarnia证明了将用于光动力治疗的光敏剂米托蒽醌作为增敏剂，联合应用电离辐射和光动力疗法，可以减少电离辐射剂量，而应用靛青绿并使用X线和PDT联合疗法也可以减少X线的剂量和PDT的光照强度，降低了副作用而疗效并没有改变。另外，Pogue等发现PDT联合放疗治疗纤维肉瘤C3H/He J鼠模型时，两种治疗间的时间间隔对肿瘤长到两倍体积所需的时间是有影响的，先放疗后PDT是（5.4±1.4）d，同时进行两种治疗是（8.1±1.5）d，所以联合治疗的时间间隔会影响疗效。而目前临床上大多采用放疗后1个月进行光动力治疗的方法进行研究，所以光动力治疗与放疗之间有一定的协同作用，但其中的剂量关系和间隔时间，还需要更多的探讨和研究。

2.PDT与化疗

化疗药物可以在一定程度上杀死癌细胞，但由于药物的非特异性，化疗对全身也有严重副作用，容易产生耐药性，限制了其临床应用。为克服化疗副作用和耐药性，提高疗效，尝试将PDT与化疗相结合。

PDT与化疗联合能显著提高疗效，具有协同作用。作用机理有：①肿瘤细胞对光动力疗法致敏；②干扰幸存肿瘤或基质细胞中光动力效应所引起的细胞保护性分子反应。PDT的显著特点是微创性和选择性毒性，但与化疗联合使用会带来非选择性毒性。肿瘤的乏氧是影响化疗及光动力疗效的原因之一，纳米光敏剂及新型光敏剂的问世有望克服这一难题。有研究发现，在PDT联合化疗中，使用IO-2响应型纳米载体NOP-DOX@BSA-FA作为给药系统，可以使DOX轻松到达肿瘤部位，有效杀灭癌细胞，从而减少化疗对身体的副作用。而使用核黄素作为光敏剂的光动力疗法可以显著降低和钝化顺铂对表皮角质形成细胞的遗传毒性。

3.PDT与免疫治疗（PDIT）

PDT除可通过活性氧直接杀伤肿瘤细胞外，还可诱导多种抗肿瘤作用。特别是PDT后肿瘤细胞的大量死亡引发免疫应答，包括免疫效应细胞的重新分布和激活，细胞因子的表达和分泌以及记忆T淋巴细胞的转化。免疫检查点阻断治疗可增强抗肿瘤作用。

（1）PDT与树突状细胞

肿瘤免疫治疗（cancer immunotherapy，CIT）成功

的一个关键因素是树突状细胞（dendritic cells，DC）抗原表达的程度，树突状细胞吞噬肿瘤部位的肿瘤相关抗原（tumor-associated antigens，TAA），并迁移到肿瘤引流淋巴结激活 T 细胞，从而启动免疫清除肿瘤细胞。Liu WL 等利用肿瘤和树突状细胞融合获得的混合细胞的细胞膜（cytomembranes，FMs）与母癌细胞具有相同的肿瘤自定位特性。在双侧荷瘤小鼠模型中，FMs 包覆纳米热敏剂可引起持久的免疫反应，抑制原发肿瘤在纳米热敏剂诱导的 PDT 后的复发。Jie Ji 发现 5-氨基乙酰丙酸介导的光动力疗法诱导的凋亡鳞癌细胞产生的 DC 疫苗可以抑制小鼠的鳞癌细胞生长。结果表明，免疫原性凋亡细胞可以激活抗肿瘤获得性免疫，从而导致 DC 疫苗为基础的肿瘤免疫治疗。PDT 是一种很有前途的基于 DC 的免疫治疗方案。

（2）PDT 与 PD-L1/PD-1

PDT 损伤血管内皮细胞，改变肿瘤微环境的免疫状态，提高免疫检查点的抑制效果。PDT 能够显著提高 PD-L1/PD-1 对血管生成的抑制作用，可以诱导免疫原性增强肿瘤 T 细胞浸润，提高肿瘤免疫治疗效率。通过产生局部和全身的抗肿瘤反应来消除原发性肿瘤和播散性转移。PDT联合单克隆抗体可提高光敏剂的特异性，减少其副作用。综上为光动力在免疫治疗的联合应用提供理论依据，上述研究尚需大规模临床试验验证。

4.光动力治疗与其他药物的联合作用

尽管PDT与化疗或放疗相比具有副作用低及耐药性低和良好的组织选择性等优点，但与光敏剂（photosensitiser，PS）相关的一些限制阻止了PDT在肿瘤领域的广泛应用。Li等研究发现双氢青蒿素（dihydroartemisinin，DHA）通过抑制NF-κB/HIF-1α/VEGF通路，对PDT具有协同作用，明显提高肿瘤细胞的敏感性。二甲双胍是一种有效的降糖药，可以改善肿瘤的氧合，提高缺氧引起的光动力治疗的效率。Jenni S等通过细胞研究表明，叶酸与PS能提高其靶向性，30 min照射后80%的细胞死亡，光毒性是非靶向PS的4倍。相信随着新光敏剂酞菁锌（zinc phthalocyanine，ZnPc）、卟啉钠、四苯基细菌叶绿素（tetraphenyl bacteriochlorin，TCTB）的研究在临床中的应用，PDT将会成为肿瘤治疗的重要方法。

（七）展望

随着新型光动力设备和光敏剂的发展，PDT围手术期管理的复杂性和不良事件发生率明显降低。在使用内窥镜的光动力治疗过程中，相对于正常细胞，光敏剂在肿瘤细胞吸收浓度更高，PDT选择性地杀死肿瘤组织，而不损伤周围的正常组织，因此，只要遵守操作规程，处理得当，它是一种安全的治疗方法。

一直以来，手术被认为是食管癌同步放化疗（concurrent chemoradiotherapy，CRT）局部控制失败之后最有希望的补救方法。然而，手术带来的吻合口瘘、感染等并发症不容忽视。鉴于最近PDT研究结果的报道，CRT局部治疗失败后的治疗策略，PDT有望成为更安全有效的补救措施，但需要进行更多的临床研究来探明。

而PDT作为一种相对较新的治疗方法，仍然面临一些困境：

（1）组织选择性不强，肿瘤和健康组织光敏剂浓度难以准确直观判断。

（2）患者避光时间过长，目前上市的喜泊分需要避光一个月，严重影响生活质量。

（3）目前的照射剂量及疗效评价缺乏大型多中心临床研究，缺乏统计学依据。

为了解决这些困境，可以寻找新的思路：

（1）新型光敏剂的研发：常规光敏剂的组织选择性不强，而纳米颗粒可以增强药物的渗透性，其与光敏剂结合能在保留光敏剂效应的同时优先进入特定组织，特别是肿瘤组织，提高光敏剂的肿瘤特异性和药物靶向性。而且纳米粒子中加入叶酸后，通过识别肿瘤细胞中过表达的叶酸受体，增加其选择性靶向肿瘤组织的能力。另外研究显示新型抗肿瘤光敏剂注射用焦叶绿酸己醚{2-[1-hexyloxyethyl]-2-devinyl pyropheophorbide-a, HPPH}具有很好的PDT活性、理想的作用光谱以及很好的靶向性，对肿瘤组织的穿透率高，且注射用HPPH的Ⅰ期临床研究也证实了其治疗食管癌的有效性和安全性，与第一代光敏剂相比，HPPH光毒性明显降低，避光时间短，使用方便。还有一种新型有机磷光纳米闪烁体，它具有闪烁体和光敏剂的双重能力，用于X射线诱导的光动力学治疗。由此产生的0.4 Gy的低剂量和可以忽略的不良反应表明了深部肿瘤治疗的巨大潜力。各种新型光敏剂的研究还在不断地探索和研究中，其对食管癌光动力治疗的发展至关重要。

（2）新的光动力疗法：研究显示，光动力治疗与其他治疗方式联合应用具有协同作用，比如与化疗、放疗以及免疫治疗的联合，前面已经做了论述。另外声动力疗法与光动力疗法同样具有协同作用，即声-光动力疗法（sono-photodynamic therapy，SPDT）。SPDT可以增强PDT的治疗效果，它可以应用更小的药物剂量获得更强的肿瘤细胞杀伤效果，减少药物在体内过度聚集对正常组织所带来的损伤，而且它具有更强的靶向性及强穿透性。所以探寻新的光动力疗法对提高疗效意义重大。

（3）开展大型、多中心、随机对照研究，探索和验证新型药物及治疗方式的有效性和安全性，可促进光动力治疗的发展，也可让患者尽早获得更好的治疗。

PDT是一种相对较新的治疗方法，其长期疗效还需要开展更多的临床研究来验证，但其可有效控制局部肿瘤，且具有侵袭性较小的优势，具有良好的临床应用和研发前景。

三、颅内恶性肿瘤

胶质瘤是成人最常见的颅内原发恶性肿瘤，恶性程度高，生存期短，生存质量差。其中恶性程度最高的胶质母细胞瘤（glioblastoma multiforme，GBM），在确诊后即使经过系统手术辅以放、化疗，中位生存期仅为14.6个月。为了延长患者生存时间，改善生存质量，各国神经外科专家、学者一直在探寻新的治疗方式。

自1980年Perria首次将光动力治疗应用到脑胶质瘤的临床治疗后，我国各医疗中心也在陆续对脑胶质瘤的光动力治疗进行探索。1986年我国的凌锋医生在动物实验的基础上，率先对17例脑胶质瘤患者进行了光动力治疗，同年王文仲报道了22例光动力治疗脑肿瘤的病例。岳武、胡韶山经过长时间对光动力治疗的探索与改良，术后患者1年生存率76.5%（26/34），2年生存率52.9%（18/34）。随着影像技术与分子研究的发展，我国对脑胶质瘤的光动力治疗也提升到了精准靶向级别，胡韶山团队提出了靶向脑胶质瘤"生发界面"的治疗理论，更加显著地提高了患者生存率，术后1年生存率为高达96.0%（24/25），2年生存率88.0%（22/25），并且出现了部分无瘤生存10年以上病例，为脑胶质瘤患者带来新的曙光。

（一）适应证与禁忌证

1.适应证

（1）原发局灶性脑胶质瘤（2-4级）。

（2）复发脑胶质瘤（单发或存在较小的卫星病灶）。

（3）各种来源引起颅内压增高的较大单发脑转移瘤。

2.相对适应证

以下几种疾病为相对适应证，治疗时应慎重对待，和患者及家属充分沟通：弥漫性低级别脑胶质瘤，脑胶质瘤病，多发（多生发中心）脑胶质瘤，多发脑转移瘤等。

3.禁忌证

（1）光敏剂过敏者。

（2）严重凝血功能障碍者。

（3）严重心脑血管疾病患者；多脏器衰竭、终末期患者。

（4）麻醉不耐受者。

（二）操作流程

随着医学发展，颅内肿瘤的治疗也在不断进步更新。肿瘤精准切除、手术创口小、功能保留多，越来越受到神经外科医生的重视，尤其是病变位置位于岛叶、基底节、丘脑和脑干等重要脑功能区。此时光动力治疗相比于传统手术的优势就大大体现出来，对于重要区域的无法手术切除的残余肿瘤，光动力可以有效杀伤肿瘤细胞，并重塑局部瘤周免疫微环境，形成对可疑复发肿瘤的有效抵抗。

1.术前准备

（1）实验室检查：术前血常规、凝血功能、生化系列等。

（2）影像学检查：CT、MRI检查、多模态MRI以初步判断肿瘤大小、水肿范围和恶性程度，脑灌注成像显露肿瘤高供血区域。

（3）功能检查：完善心电图检查、肺功能等检查以评估手术安全性。

（4）技术准备：严格掌握光动力治疗的操作技术、适应证以及禁忌证。改良后光动力需要根据患者的影像学检查，判断"生发中心"（影像学特点有：T2 Flair高信号；DWI高ADC值；DTI低FA值；MRS高Cho/ Cr值）和肿瘤可能扩散的潜在方向。对精准切除肿瘤后行靶向光动力治疗有一个整体规划，大致判断肿瘤体积和切除后照射面积，从而选择照射功率及时间。

（5）光敏剂准备：根据不同光敏剂选择给药时间和给药剂量。如喜泊分注射前需要皮试，如无过敏现象，给予5 mg/kg加入250 ml生理盐水，1 h滴注完毕。40~48 h后可进行手术。

（6）避光护理：从应用光敏剂开始，到光敏剂代谢完全为止，患者应该处于暗室中，即便外出病房检查时，也应使用避光单和佩戴避光帽。不同光敏剂避光时间不同：血卟啉单甲醚（HMME，商品名复美达）1~2周、其他血卟啉衍生物（Photosan等）3~4周。

（7）心理准备与知情同意告知：和患者充分沟通光动力治疗应用中可能的问题。另外对患者进行避光教育，让患者明白避光的重要性和合理性，消除暗室中对患者造成的不利影响。

（8）激光设备的准备：术前必须调试激光设备，完成机器的自检之后，还应检查光导纤维激光通过率、校准治疗光照功率和时间。准备所需要的光纤：柱状光纤、平切光纤和球形光纤等。

2.操作步骤

（1）常规消毒、麻醉、开颅（在较暗光线的环境下，注意暴露部位避免强光照射）、显露肿瘤。

（2）最大程度降低肿瘤数量级，近全切除肿瘤：显微镜下沿着肿瘤周边胶质增生带切除肿瘤，注意判断肿瘤"生发中心"；非功能区脑胶质瘤可以适当扩大切除范围。

（3）光动力治疗

肿瘤切除满意后，对残腔开始激光（波长：630 nm，红光）照射。传统光动力治疗：手术切除大部分肿瘤后，对瘤周激光（630 nm，红光）照射，功率密度100~200 mW/cm²，能量密度50~150 J/cm²。间质光动力：适用于直径不超过3 cm的胶质瘤。一般对肿瘤直接使用柱状光纤，参量密度为100~200 J/cm²。改良后光动力：依靠"大树学说"，注重重点进攻（肿瘤"生发中心"），采用术中CT、MRI、导航、彩超，必要的电生理检测，术中唤醒手术，功能核磁，可视化荧光技术等，对肿瘤切除范围有一个严格的把握，保留脑组织功能的同时最大程度切除肿瘤。胶质瘤"生发中心"术中显微镜下特点：与正常界限模糊，交错生长；血供相对丰富。

肿瘤切除满意后，利用近似法将残腔看作圆锥、圆台、圆柱或者近似球体，估计残腔面积，掌握不同照射区域的面积。使用激光（630 nm，红光）照射，功率密度100~200 mW/cm²，对肿瘤"生发中心"进行强化照射150~200 J/cm²（能量密度），对界面清楚的残腔部分，可用较低剂量50~100 J/cm²。间断生理盐水冲洗残腔。

（4）关颅选择

一般不用去骨瓣减压，常规关颅即可。如果病变深在（丘脑胶质瘤）或者后颅窝的脑干等部位、预测颅高压因素较多的，需要去骨瓣减压。

3.改良后光动力治疗操作技巧

（1）重点进攻：根据多种影像学资料和术中镜下所示比较，判断"生发中心"主要特点表现；局部可做高峰剂量照射达到150~200 J/cm^2。

（2）围追堵截：根据水肿带的特点和解剖学基础来判断肿瘤侵袭和迁移的方向，可进行叠加照射，加强敏化效应，强化照射剂量：100~150 J/cm^2。

（3）全面撒网：对所有肿瘤可能存在的瘤床，达到全面覆盖，发挥双靶向作用，一般照射剂量：50~100 J/cm^2。

（4）术后护理：注意避光，加强和患者沟通，注意饮食平衡，观察颅压等生命体征变化。

（三）疗效评价

1.传统光动力和间质光动力

可以参考全国激光血卟啉会议制定的"光动力治疗疗效标准"。

（1）近期疗效标准

CR：可见的肿瘤完全消失，持续1个月。

SR：肿瘤的最大直径和其垂直直径或肿瘤高度的乘积小于50%以上，并持续1个月。

MR：肿瘤的最大直径和其垂直直径或肿瘤高度的乘积缩小不足50%，并持续1个月。

NR：肿瘤无缩小或增大。

（2）远期疗效标准

中数稳定期：第一次治疗开始到病灶两径乘积增大25%。

中数治疗后生存期：第一次治疗开始到死亡或末次随诊的时间。

2.改良后光动力技术评价标准

（1）近期评价标准：评价标准可分为有效、缓解、无效三种情况。

有效：与光动力靶向术前比较，术后3 d内增强核磁显示手术残留肿瘤消失或体积减小50%以上；卫星病灶减少或消失；Kamofsky评分提高或无变化。

缓解：与光动力靶向术前比较，术后3 d内增强核磁显示手术残留肿瘤体积减小25%以上；卫星病灶减少或消失，评分提高或无变化。

无效：与术前比较，术后3日内增强核磁显示手术残留肿瘤减小不足25%；卫星病灶无变化评分无变化或降低。

（2）远期评价标准：可分为有效和无效。

有效：生存时间超过常规治疗平均生存时间3个月以上（目前WHO Ⅳ级的恶性胶质瘤平均生存时间为14.6个月左右）；对于较大样本，"单中心或多中心样本2年生存率超过50%。

无效：生存时间没有超过常规治疗平均生存时间3个月以上，对于较大样本，单中心或多中心样本2年生存率没有超过50%。

（四）随访

光动力术后患者，推荐在术后24~48 h行增强MRI检查，与术前MRI对照，可评估肿瘤的切除程度；随后3~6个月规律行MRI检查；期间如果出现病情变化可调整复查时间及频率。

光动力术后一定时间核磁影像常见光动力瘢痕，其影像特点表现为部分强化与胶质瘤复发情况难以区别。这种情况下可以在MRI申请时标注此患者为光动力治疗患者，避免误认为复发胶质瘤。

（五）并发症及其防治措施

1.光敏反应

临床表现主要为皮肤过度晒伤样改变，如充血、红肿、刺痛，少数出现皮疹，多为红斑、丘疹，伴瘙痒或灼痛，重者可能出现脱皮、水疱。后期可能出现色素沉着。具体处理措施见前章。

2. 发热

多在37℃~38℃。可能为肿瘤坏死的吸收热，进行对症退热、抗感染等治疗。

3. 脑水肿

常见局部脑水肿，弥漫性全脑肿胀少见。肿瘤减压充分，一般水肿不严重，可酌情给予20%甘露醇250 ml或呋塞米40 mg脱水，较严重的加用地塞米松等激素类药物。脑组织移位严重，有脑疝倾向者可行内外减压术。

4. 溶瘤综合征

深部较大肿瘤经非开放式光动力治疗，短时间内大量肿瘤的代谢产物释放和组织的坏死吸收，引发溶瘤综合征。可酌情给予脱水药物加用类固醇类激素药物。

5. 颅内压增高

多数患者都会有一定程度的颅内压波动，有条件单位可应用颅内压监护设备，无条件者在术后进行严格的六联观察，辅助腰穿、CT、MRI等必要的检查，直到颅压稳定。

（六）与其他技术联合治疗

光动力疗法与放疗、化疗等方法有协同作用，光动力可以促进血-肿瘤屏障开放，治疗后的1个月内可以提高化疗效果；而光动力与化疗联合治疗时，则建议先应用光动力治疗后采用化疗治疗。随着影像与分子技术的发展，术前多模态核磁的普及、人工智能定位技术等使医生可以更加直观地看到肿瘤的血供分布、与周围神经传导束的毗邻关系、是否影响重要功能区，对光动力物理靶向有很好的指导作用。

（七）展望

癌症防治，赢在整合。随着医学技术的不断进步和基础研究的不断深入，对脑胶质瘤的认识更加深刻，在脑胶质瘤治疗的选择上更趋向多元化，临床治疗中多学科、多因素联合治疗或是对抗肿瘤的有效方式。光动力治疗在临床上已被广泛接受，成为继手术、化疗、放疗之后最有前景的疗法之一。光动力疗法自20世纪80年代首次用于治疗胶质瘤，至今已有40年的发展历史。基于"大树学说"的手术精准切除联合光动力靶向治疗的改良新技术有效地改善了肿瘤免疫微环境，采用"去干、拔根、改土"的综合治疗策略在临床胶质瘤的治疗中取得显著的疗效。单中心出现6例十年以上生存病例，为胶质瘤患者带来了新希望。开发更加具有靶向性和更少毒副作用的光敏剂，明确光动力治疗中的量效关系；有效结合免疫治疗以及其他治疗手段，是光动力未来发展的方向，也是面临的挑战。需要依靠多学科和多领域的探索和创新，才能实现诊疗一体化的全局部署。另外，我国目前正在积极开展对肿瘤基础的研究，使用包括中医治疗和心理诊疗等多学科治疗，多因素干预，对肿瘤患者进行个体化诊疗，以提升临床治疗效果。在肿瘤综合治疗中坚持以人为本，以病人的生活质量和生存时间为中心，强调肿瘤治疗的标准化、规范化、个体化、同质化理念。

四、女性下生殖道高级别鳞状上皮内病变

高危型人乳头瘤病毒（HPV）感染引起的下生殖道鳞状上皮内瘤样病变是鳞状上皮不典型增生，包括外阴鳞状上皮内瘤样病变（VIN）、阴道鳞状上皮内瘤样病变（VaIN）与宫颈鳞状上皮瘤样病变（CIN）。世界卫生组织（WHO）将外阴、阴道与宫颈上皮内瘤样病变统一命名为鳞状上皮内病变，并采用两级分类。根据其现阶段

或未来癌变的风险性，分为低级别鳞状上皮内病变（low-grade squamous intraepithelial lesion，LSIL）和高级别鳞状上皮内病变（high-grade squamous intraepithelial lesion，HSIL），其中VIN1、VaIN 1和CIN1归入LSIL，VIN2/3、VaIN 2/3和CIN2/3归入HSIL，HSIL属于癌前病变。

目前，下生殖道HSIL的主要疗法为手术切除。宫颈锥切术是宫颈HSIL的标准治疗方法，切除性治疗带来的宫颈机能不全、宫颈狭窄等影响其生育功能，非切除性疗法有助于保护患者的宫颈结构和生育功能；阴道HSIL，因解剖结构上的复杂性导致治疗困难；外阴HSIL则由于局部切除常破坏局部解剖结构，对患者造成较大心理创伤。

光动力疗法是使用肿瘤定位的光敏剂，联合合适波长激光，导致细胞光化学损伤，产生氧介导的细胞死亡。国际上已将光动力疗法列为肿瘤疗法之一，以系统性光动力治疗为主。

系统性光动力治疗下生殖道高级别鳞状上皮内病变，疗效确切，因其具有选择性好、重复性佳、愈合时间短、保护病变部位的外观及功能，及耐受性好，无严重并发症等优点，在无禁忌证情况下，可成为选择疗法之一。

（一）适应证与禁忌证

1. 适应证

（1）外阴 HSIL：VIN 2/3。

（2）阴道 HSIL：VaIN 2/3。

（3）子宫颈 HSIL：CIN 2/3。

上述病变患者知情同意并签署知情同意书。

2. 禁忌证

（1）患有血卟啉症及其他因光而恶化的疾病或对卟啉类或对任何赋形剂过敏者。

（2）月经期、妊娠期或哺乳期。

（3）伴有明显肝功能异常、凝血功能障碍者及其他严重未控制的内科合并症。

（4）严重精神失常不合作的精神病患者。

（5）急性炎症期及一般传染病活动期。

（6）患免疫系统疾病并用免疫抑制或调节药物者（激素类药可降低 PDT 疗效）。

（7）正在大剂量使用抗血栓或抗血小板凝集的药物。

（二）操作流程

1.治疗前准备

（1）签署知情同意：需向患者及其家属告知接受PDT治疗过程中及治疗后可能的风险及并发症、治疗效果、病变转归及治疗后随访等情况。告知该项治疗的优缺点及其他可选择的治疗方案，在充分的知情下由患者及家属自愿确定是否选择PDT治疗。

（2）避光宣教见前文。

（3）月经干净2周内治疗，治疗前需完善血常规、血HCG、肝肾功能、白带常规及心电图等检查。

2.操作过程

（1）喜泊分皮试阴性者以2 mg/kg静脉输注，注射光敏剂48~72 h病变组织与周围正常组织中药物浓度差最大，注射光敏剂后48~72 h内进行激光照射。

（2）阴道镜再次评估病变大小、确定照射范围，并制定相应的治疗计划。

（3）治疗激光的测量：根据治疗所需的功率密度和治疗面积计算出所需的激光输出功率，将光纤与激光治疗机连接并预置激光输出功率，柱状光纤采用积分球功率计，平面光纤采用功率计，测量光纤输出端的激光功率。

（4）应用波长为630 nm半导体激光光动力治疗机进行治疗照射。医务人员在操作过程中必须佩戴能防护630 nm激光波长的防护眼镜。

（5）外阴高级别鳞状上皮内病变：使用平面（点状）光纤进行照射治疗，照射范围应超过病变边缘1 cm，治疗区激光功率密度为100~150 mW/cm²，照射时间为1000~1300 s，能量照射密度为100~150 J/cm²（能量照射功率密度=光功率密度×照射时间）。

（6）阴道高级别鳞状上皮内病变：阴道侧壁病灶使用柱状光纤，阴道穹窿顶端病灶使用平面光纤，照射范围应超过病变边缘1 cm，治疗区激光功率密度为100~150 mW/cm²，照射时间为1000~1300 s，能量照射密度为100~150 J/cm²。

（7）宫颈高级别鳞状上皮内病变：无论ECC结果是否阴性，均先予柱状光纤照射宫颈管，避免伸入过多（光纤头端距离宫颈内口>1 cm），导致宫颈内口粘连的可能，治疗区激光功率密度为100~120 mW/cm²，照射时间为1000~1200 s，能量照射密度为100~120 J/cm²。宫颈管照射后，对宫颈阴道部予平面光纤照射，照射范围应超过病变边缘 1 cm，治疗区激光功率密度为 100~150 mW/cm²，照射时间为 1000~1300 s，能量照射密度为 100~150 J/cm²。

3.注意事项

（1）治疗前 3 d 禁止性生活、阴道上药、灌洗等。

（2）宫颈管照射时柱状光纤避免伸入过多（光纤头端距离宫颈内口>1 cm），导致宫颈内口粘连的可能。

（3）阴道壁照射后可放置凡士林油纱预防粘连，隔 1 天换纱。

（4）治疗后注意个人卫生，1 个月禁盆浴，内裤需单独清洗，开水烫煮、消毒水浸泡或太阳暴晒，治疗后 3 个月避免性生活。

（5）治疗后饮食宜适量增加膳食纤维，如果蔬、粗粮等加速肠道排泄，同时多食富含 β 胡萝卜素的食物有助于抗光敏反应。避免食用可能会加重光过敏反应的食物，如血制品、海带、菠菜、火龙果、无花果、油菜、黄金螺以及芹菜等。避免熬夜，注意劳逸结合，具体遵医嘱。

（6）阴道渗液多发生在治疗后 3~10 d 内，呈淡黄色，后转棕色，可能伴少许血丝，出血量不多于月经量。

（7）治疗后可能出现一过性疼痛，多可耐受，少数痛阈低者可予对症治疗。

（8）治疗后可能出现发热，常为低热，与病变组织坏死引起的全身炎症反应有关，一般不需要特殊处理，必要时给予对症处理，例如物理降温、口服解热镇痛药等。

4.操作医生须经过光动力剂量学培训及妇科肿瘤光动力治疗操作培训

（三）疗效评价

以脱落细胞学检查、阴道镜 HSIL 面积、组织活检病理诊断为依据评价病变转归，高危型 HPV 感染状态不参与转归的评估。

1.病变转归

（1）完全缓解：细胞学、阴道镜及宫颈活检病理均提示无高级别病变。

（2）部分缓解：HSIL 面积缩小≥50%。

（3）疾病持续：HSIL 面积缩小<50%。

（4）疾病进展：治疗区域活检病理证实为浸润癌。

2.治愈率与有效率

（1）治愈率=完全缓解例数/治疗患者总数 ×100%。

（2）有效率=（完全缓解例数+部分缓解例数）/治疗患者总数×100%。

（四）随访

治疗后1个月、3个月、6个月及12个月复查。治疗后1个月、3个月观察治疗区域局部变化及恢复情况，治疗后3个月可行阴道镜检查，若阴道镜下见可疑病变，于病变部位取活检送病理。治疗后6个月、12个月复查HPV及细胞学，原病变为宫颈病变者于宫颈鳞柱状交界部位取材，为阴道或外阴病变者刮取原病变部位脱落细胞，任一结果阳性者均行阴道镜检查。每次随访记录患者月经情况和与光动力治疗相关的副反应及不良事件。

（五）并发症及其防治措施

1.光敏反应

避光期内如皮肤受阳光、火光等强光直射，可能出现光过敏临床症状，初期主要表现为受照皮肤红肿、轻度烧灼样痛，少数出现皮疹，严重者可能出现水疱、脱皮，后期可出现色素沉着。出现上述情况应立即做好避光防护，用冷水湿敷发热红肿的部位，此后需避免阳光直射2周。对于出现皮疹者，可口服抗过敏药物，局部涂抹含激素类的药膏。对于明显肿胀、出现水疱者，为严重的光毒性反应，需静脉使用糖皮质激素、口服氯雷他定等抗过敏药，避免接触阳光。

2.发热

操作时注意保暖，患者可穿长筒厚袜御寒，一般治疗后1~3 d体温在37℃~38℃，可能为病变坏死的吸收热，体温超过38℃伴明显不适时可对症退热等，如有感染则需抗感染治疗。

3.出血

发生率极低，注意光照时间及能量设定。当出血量超过月经量时，应及时行局部压迫或使用药物止血。

4.感染

治疗前充分消毒，治疗后注意个人卫生，勤换卫生巾及内裤，若发生感染予抗感染治疗。

5.疼痛

下腹隐痛一般可耐受，极少需要使用止痛药，外阴病变治疗时对照射部位吹风可帮助缓解疼痛。

6.远期并发症

如阴道粘连、宫颈粘连等，阴道壁照射后可放置凡士林油纱预防粘连，隔2天换纱；宫颈管照射前不扩宫口，照射时柱状光纤插入不超过宫颈内口，若发生粘连行宫腔镜检查处理。

（六）展望

系统光动力为精准、靶向、非切除性治疗方法，为女性下生殖道高级别鳞状上皮内病变提供了一种新的治疗选择，特别是在消除隐匿癌灶、保护组织器官结构的完整性及其功能方面具有独特优势。

五、口腔黏膜潜在恶性疾患

（一）适应证和禁忌证

1.适应证

（1）口腔白斑病。

（2）口腔红斑病。

（3）口腔扁平苔藓。

（4）其他口腔黏膜潜在恶性疾患（如慢性增殖型念珠菌病、光化性唇炎等）。

2.禁忌证

（1）妊娠期及哺乳期妇女。

（2）卟啉症患者。

（3）对卟啉、光敏剂成分及类似药物、局麻药物过敏者。

（4）对光敏感者。

（5）凝血功能障碍者。

（6）其他严重的全身疾病（未控制的高血压、心脏病、糖尿病、严重肝肾功能损害等）。

（二）操作流程

1.术前准备

（1）诊室环境

光动力治疗需要在暗室内进行，治疗室需建立严格的避光环境，要求在不同外界环境下，暗室光照度稳定，窗帘应采用避光性强的双层遮光布，尽量减少外界光线的干扰。

（2）光敏剂

目前文献报道的用于口腔黏膜潜在恶性疾患（oral potentially malignant disorders，OPMD）的光敏剂包括5-氨基乙酰丙酸（5-aminolevulinic acid，ALA）、二氢卟吩-e6（chlorin-e6）、间-四羟基氯苯酚（m-tetrahy-droxyphenyl chlorin，m-THPC）、卟吩姆钠（porfimer so-dium）和甲苯胺蓝（toluidine blue，TB）等。ALA本身并无光敏活性，但可在体内生成原卟啉IX发挥作用。既可通过系统给药，也可通过局部给药，其分子量小，作用时间短，在体内代谢快，不产生蓄积，避光时间短，耐受性好，尤其适合于皮肤、黏膜等部位的表浅病损的治疗，是目前在OPMD光动力治疗中应用最为广泛的光敏剂，最常用的工作浓度为20%。

（3）光源

OPMD光动力治疗采用的光源主要是激光，包括半导体激光、氩染料激光等，激光治疗仪的适宜激发波长取决于所选择的光敏剂，ALA的激发波长为630 nm，要求激光治疗仪的输出波长为630±5 nm，输出功率0.1~2 W，功率可调节。

（4）光纤

光纤的选择取决于目标病损的部位，口腔大部分病损可选择点状光纤或微透镜光纤，某些特殊部位，如上后牙前庭沟或口底后份等不易暴露的部位可采用柱状光纤。

（5）一般器械及药品

口腔一次性检查盘、一次性漱口杯、一次性注射器、局部麻醉药、无菌棉卷及纱球、无菌隔离薄膜、一次性吸唾器、消毒用具、护目镜、0.1%氯己定含漱液、医用棉签等。

（6）医师

医师严格掌握光动力治疗的操作技术、适应证以及禁忌证，向患者介绍可选的治疗方案及优缺点，使患者充分理解治疗目的、治疗计划、可能的结果、可能出现的不良反应及应对措施。

（7）护理人员

负责准备光动力治疗所需的仪器、药物以及耗材并认真核对病人姓名、性别、病历、诊断、拟手术部位等。

（8）患者

在充分理解治疗目的、治疗计划、可能的结果、可能出现的不良反应及应对措施的情况下，签署手术同意书。术前需完善血常规、血糖、凝血功能、肝肾功、感染性疾病标志物、心电图等检查。避免在空腹或劳累情况下进行治疗。

2.操作过程

（1）患者进入诊疗室，在安静环境休息5~10 min，采取坐位，测量血压和心率，建议在收缩压≤140 mmHg和舒张压≤90 mmHg、心率≤100 次/分情况下进行治疗。

（2）医护人员详细记录拟治疗部位病损情况并存档。

（3）清洁口腔：0.1%氯己定溶液含漱1 min。

（4）配制光敏剂工作液：用注射用水溶解 ALA，配成 20% 的水溶液。

（5）涂布光敏剂：对拟治疗部位进行隔湿，使用配制好的光敏剂工作液浸湿棉片后，敷于病损表面，湿敷范围应超过拟治疗病损边缘 3~5 mm，棉片表面采用无菌隔离薄膜隔湿，敷药时间 2 h 左右。在局部敷药期间应及时吸去口内的多余唾液，保证病损部位隔湿良好。

（6）麻醉：敷药结束后，清水漱口去除未吸收的光敏剂，再次清洁口腔。麻醉前再次核对病人姓名、性别、年龄以及拟治疗的病损部位和范围，进行神经阻滞麻醉或局部浸润麻醉。

（7）治疗参数设定：可根据病情选择合适的技术参数，包括照射时间、功率等，推荐照射病损区光剂量达到 100 J/cm^2，照射时间的计算方法为：

照射时间（s）=光剂量（J/cm^2）×光斑面积（cm^2）/ 功率（W）。

（8）眼部防护：参数设定完成后，操作者、协助者和患者均佩戴防护眼镜。嘱患者术中保持双眼闭合以免激光刺激眼部。

（9）激光照射：激光照射需在暗室内进行，照射时光纤尽量与病损表面垂直，光纤末端与病损表面的距离不宜过远，以免影响照射效果。激光照射推荐采用分段照射方法，有助于维持有效的组织内氧浓度。一般照射3 min后，间隔3 min后再次照射，如此循环直至达到设定光剂量。

（10）治疗期间详细记录治疗过程中的治疗参数以及患者术中反应。

（11）术后处理：嘱患者保持口腔清洁，避免进食刺激性食物，避免饮酒。治疗后24 h内应严格防晒；若病损位于暴露部位（如：唇部），24 h后至治疗全部结束前，治疗部位也应尽量避免日晒。若出现治疗部位的水肿、疼痛、糜烂、溃疡、渗出、色素沉着等反应，可使用消毒防腐类漱口液（如：0.1%氯己定含漱液）和糖皮质激素局部制剂。

3.注意事项及操作技巧

口腔是消化道的起始，也是颌面部的重要组成部分，口腔损害及其相关的治疗与咀嚼、发音等生理功能和颌面部美观密切相关。OPMD的光动力治疗多在局部麻醉下进行，患者处于清醒状态，需长时间张口配合治疗。为了减少对病损周围正常组织的损伤，避免患者张口时间过长引起颞下颌关节脱位、功能紊乱等不良反应，对于大面积病损，治疗常常需分次进行。由于光敏剂的主要给药方式为局部湿敷，治疗过程中口腔颌面部尤其是舌体的运动、唾液的冲刷等常常影响光敏剂给药，治疗过程中应注意光敏剂棉片的固定和隔湿，必要时可采用黏膜下注射给药。此外，某些特殊部位，如口底后份、磨牙区颊舌侧牙龈等部位的病损，容易被牙齿和舌头的遮挡，某些患者可能因颞下颌关节紊乱或口腔黏膜下纤维性变等导致张口受限，影响光照入路，治疗时操作者可使用拉钩、口镜等辅助工具辅助张口和暴露病损部位，必要时可将发光末端为柱状的光纤放置在黏膜表面进行照射。

（三）疗效评价

1.治疗结束时间点

治疗结束时，病损完全消失或与上次就诊相比病损面积无变化。

2.病损面积计算

病损面积按如下公式计算：

病损面积（cm²）=a（病损最长径，cm）×b（与a垂直的最长径，cm）。

3.疗效评价标准

OPMD疗效评价根据Maloth等报道的判定标准：计算光动力治疗前与光动力治疗结束后4周病损的面积，按照"（治疗前面积–治疗后面积）/治疗前面积"的公式计算病损面积缩小率，并按照下列标准对疗效进行评价：①完全缓解（complete remission，CR），临床可见病损完全消退；②部分缓解（partial response，PR），临床可见病损面积缩小≥20%；③无效（no response，NR），临床可见病损面积缩小<20%、无改变或增大。

（四）随访

目前尚无任何一种治疗方法可以完全预防OPMD癌变，因此，无论治疗后疗效如何，均应进行终身随访。癌变风险较高的OPMD，如口腔白斑病、口腔红斑病等，建议每1~3个月复诊一次，癌变风险较低的OPMD，如口腔扁平苔藓等，病情稳定后建议每3~6个月复诊一次。

（五）并发症及防治措施

1.病灶和周围组织的局部反应

临床表现：疼痛、充血、水肿、糜烂、溃疡、出血等。处理方案：较轻微的局部反应无须处理，可自行消退，若不适症状较重，需进行治疗。具体方案如下：①局部使用消炎防腐药物如0.1%氯己定含漱液，局部使用糖皮质激素制剂如泼尼松龙注射液等湿敷；②对于疼痛较为明显的病例，可局部涂抹复方苯佐卡因凝胶或复方甘菊利多卡因凝胶；③对于充血、水肿、糜烂等较为广泛的病例，可短期（3~5 d）小剂量（15~30 mg）口服醋酸泼尼松片进行治疗；④少量渗血可采用纱球压迫止血，若因小血管破裂造成持续出血，可采用手术结扎血管止血。

2. 光敏感

临床表现：治疗部位经强烈的太阳光或室内灯光照射后，出现斑疹、丘疹、水疱、糜烂等。处理方案：避免治疗部位直接暴露在强烈的太阳光或室内光线下，如需在光线强烈时外出，需佩戴防护器具，如遮阳伞、口罩等。若病损位于唇部等暴露部位，ALA光动力治疗后24 h内应严格防晒（24 h后光敏剂ALA的代谢产物原卟啉IX即可从体内清除），24 h后至光动力治疗所有疗程全部结束之前，治疗部位也应尽量避免日晒，避免日晒可减少治疗部位色素沉着的产生。如因患者未能按要求避光而出现了上述不适症状，则需进行治疗：①首先，迅速远离光照区，立即就医；②口服抗组胺类药物如西替利嗪等，局部使用消炎防腐药物如0.1%氯己定含漱液，局部采用糖皮质激素制剂如泼尼松龙注射液等涂擦或湿敷；③如果出现皮肤损害，立即到皮肤科就诊。

（六）与其他技术联合治疗

OPMD的传统治疗主要是药物治疗、手术治疗、激光治疗等。药物治疗对于口腔白斑病、口腔红斑病等癌变风险较高的OPMD有效率低，用药时间长，停药后易复发；手术治疗、激光治疗能够快速去除肉眼可见的病损，但局部易形成瘢痕，当病损面积较大或累及重要解剖结构时，外科治疗可造成严重的组织缺损和功能障碍，复发后再治疗困难。光动力治疗与上述治疗方法联合使用可以扬长避短，进一步提高OPMD的治疗效果和患者的生活质量。

部分OPMD病损角化程度较高，不利于光敏剂渗入。进行光动力治疗前，可以使用具有角质溶解作用的药物如阿维A酸局部涂擦使角质层变薄，或者采用激光对病损表面进行预处理，以便光敏剂渗入，提高治疗效果。治疗后局部使用糖皮质激素制剂，可减轻局部的炎症反应，有利于创面愈合。对于疣状增生病损，采用手术治疗切除部分增生物后再进行光动力治疗，可减少光动力治疗次数，提高治疗效率。对于光动力治疗后仍不能消退或消退后仍反复发作的病损，若经临床评估有较高的癌变风险，可采用外科手术切除。

（七）展望

光动力治疗具有选择性高、不良反应轻微、对病损周围组织损伤小等优点，在去除OPMD病损的同时，能够有效地保护口腔颌面部的美观和功能，目前已逐渐成为口腔白斑病、口腔红斑病等OPMD的一线治疗手段。但光动力治疗仍存在一定的疗效异质性，部分病例存在治疗抵抗，未来仍需继续开发适应口腔特殊环境和口腔黏膜病损特点的新型光敏剂和光源，探索和验证光动力疗效异质性产生的机制以获取增效靶点，根据患者的临床病理特征制定个体化光动力治疗方案，从而进一步提高OPMD光动力治疗的疗效。

六、膀胱癌

（一）适应证和禁忌证

1.适应证

（1）对不愿行膀胱癌根治术的膀胱原位癌患者，PDT可用于一线治疗或BCG治疗失败后的二线治疗。

（2）非肌层浸润性膀胱癌经尿道膀胱肿瘤电切（TURBT）治疗后，PDT可作为辅助治疗。

（3）中高危非肌层浸润性膀胱癌卡介苗（BCG）灌注失败、无反应或不耐受，以及反复复发的高危非肌层浸润性膀胱癌患者，如果患者不愿意接受或者不能耐受膀胱根治性切除术，PDT可作为替代治疗。

（4）肌层浸润性膀胱癌不愿意接受或者不能耐受膀胱癌根治性切除者，PDT可作为保膀胱综合治疗的方法之一。

（5）晚期或转移性膀胱癌，如果出现严重膀胱血尿、疼痛、尿路刺激症状，不能接受手术、介入放疗，可以考虑用PDT对症姑息治疗。

2. 禁忌证

（1）对光敏剂过敏者。

（2）有严重尿路感染者。

（3）严重凝血功能障碍者。

（4）膀胱挛缩且容积小于150 ml者。

（5）尿道严重狭窄不能置入膀胱镜者。

（6）疑有膀胱阴道瘘或者膀胱直肠瘘患者。

（7）伴有严重的心脑肺疾患或身体情况差不能耐受

麻醉或膀胱镜检查者。

（二）操作流程

1. 前期准备

（1）常用激光医疗设备

PDT 激光肿瘤治疗仪，激光波长 630 nm，功率连续可调，末端最大输出功率为 2 W。

（2）光动力室建立

光动力室应设在安静、清洁、便于和相关科室联络的位置，需配置专门的设备及器械，在方便医师操作、保证患者得到有效治疗的原则上建立。需要时可以避光，光动力激光治疗仪多放置在操作医师的右侧，以方便操作医师操作为原则。

2. 术前检查及准备

（1）常规术前检查

①实验室检查：血常规、血型、肝肾功能、电解质、凝血功能、肿瘤标志物、尿常规、大便常规、尿脱落细胞学等。

②功能检查：B超，心电图，必要时查超声心动图及肺功能等。

（2）手术室配备与急救物品

手术室配备吸氧、吸痰装置，备有小型心电监护仪。

3.光敏剂给药方式

（1）静脉滴注给药

光敏剂皮试：配浓度为 0.01 mg/ml 的血卟啉注射液，0.1 ml 皮内注射，注射区避强光，15~20 min 后观察局部反应或进行皮肤划痕试验。皮试阴性者方可注射光敏剂。

静脉滴注给药：皮试阴性者按体重 2~5 mg/kg 的剂量用药。用注射器将所有药品抽取并溶于 250 ml 生理盐水中，使用避光输液器输注 1 h；（前 15 min 慢滴，观察患者有无特殊不适）。滴注过程中严密观察患者的血压脉搏，有个别患者可能出现血压偏低现象。光敏剂静脉滴注的患者给药后 48 h 行光动力治疗。

（2）膀胱灌注给药

治疗前将血卟啉注射液 2~3 支（50~75 mg），解冻后溶于以 40 ml 生理盐水中，再经导尿管注入膀胱，保留 2 h 后嘱患者排空膀胱后行光动力治疗。

4.光动力开始前准备

按手术准备予建立静脉通道，心电监护仪监测心率、呼吸、血压、心电图和血氧饱和度，患者取截石位，视情况选择合适的麻醉方式：全麻、静脉麻醉、硬外麻等，已保证照射治疗时不会出现膀胱痉挛。治疗前予以2%利多卡因凝胶行尿道表面麻醉及润滑作用，以减少尿道的损伤及术后不适感。先进行膀胱镜检查，具备光动力诊断设备条件的情况下可先观察膀胱内光敏剂聚焦的情况，对光敏剂浓聚的黏膜予以活检2~3块组织送病理，再对浓聚黏膜予以电灼，然后冲洗膀胱2~3次，将膀胱内的光敏剂冲洗干净，冲洗完成后排空膀胱。

5.操作步骤

（1）激光治疗仪调试

光动力激光治疗前要先调试仪器，以免治疗时开机仪器失灵，无法进行正常的激光照射治疗。先连接相应治疗光纤，插入钥匙，正常开机，仪器自检；自检完毕后，检测光导纤维激光通过率，校调相应的治疗光照功率和时间；激光治疗仪调整完毕后伺机待用。

（2）手术准备和麻醉方式

建立静脉通道，心电监护仪监测心率、呼吸、血压、心电图和血氧饱和度，根据膀胱镜检查的要求采取截石位（硬镜）或平卧位（软镜）。视情况选择合适的麻醉方式，多采用局部麻醉或静脉麻醉，也可采用全麻硬外麻保证治疗时患者不会出现膀胱痉挛。治疗前予以2%利多卡因凝胶行尿道表面麻醉及润滑作用，以减少尿道的损伤及术后不适感。

（3）激光全膀胱照射

先进行膀胱镜检查，对光敏剂浓聚的黏膜予以活检2~3块组织送病理，再对浓聚黏膜予以电灼。光敏剂膀胱内灌注的患者先冲洗膀胱2~3次，将膀胱内的光敏剂冲洗干净。球状光纤穿过可调式水封帽固定于膀胱镜尾端，光纤通过水封帽轻柔置入膀胱内，防止光纤在膀胱镜内接口处折断光纤，拧紧水封帽以减少PDT治疗过程中漏液，输液延长管（鲁尔接头）连接于膀胱镜进水口，另一端接50ml注射器。经注射器注入PDT生理盐水膀胱黏膜无皱褶即可，（治疗体积选择可参考表1，临床多采用注入150~250 ml生理盐水），检查光纤位置是否位于膀胱中心，适当调整光纤位置，开始激光全膀胱照射。

常用治疗参数可参照附录表1。例如光照剂量常用20 J/cm^2，注入生理盐水200 ml对应膀胱表面积为

165.18 cm²，激光治疗仪的输出功率为1.8 W，治疗时间为1835.4秒，约30 min。照射时间计算公式如下：

照射时间（S）=光照剂量（J/cm²）/输出功率（W）×膀胱内表面积（cm²）。

6.术后护理

（1）早期常见的不良反应为尿痛、尿急等不适，予以对症即可。

（2）避光期：静脉注射给药治疗后由于光敏剂会扩散到全身，所以患者必须必采取适当避光措施，避免阳光直接照到皮肤。避光期视光敏剂的种类不同，在4 W左右。多喝水会加速光敏剂的代谢。术后严格避光一个月，如过早暴露于太阳等强光下，脸、手等暴露部位会出现皮肤水肿、瘙痒、红斑等光毒反应。出现较严重毒副反应的患者应当及时就诊。光敏剂灌注给药患者无须避光。

避光注意事项见第四章。

（三）疗效评价标准

1.有效性指标

（1）无复发生存期（relapse-free survival，RFS），定义为从手术后开始至第一次发生膀胱肿瘤复发的时间。膀胱肿瘤复发的定义：膀胱肿瘤经 TURBT 术切除后，于随访中出现，并经病理学证实。

（2）无进展生存期（progression-free survival，PFS），定义为从手术后开始至第一次发生膀胱肿瘤进展的时间（非肌层浸润性膀胱患者出现肌层浸润，认为是肿瘤进展）。

（3）临床完全缓解（complete Response，CR）定义为尿液细胞学、膀胱 MRI/CT、膀胱镜检查和膀胱/前列腺尿道活检均为阴性。

（四）随访

膀胱癌光动力治疗目前主要用于中高危非肌层浸润性膀胱患者，前 2 年内每 3 个月复查尿液细胞学、膀胱 MRI/CT、膀胱镜检查和膀胱/前列腺尿道活检。对于高危非肌层浸润性膀胱患者在 1 年内增加膀胱内光动力治疗 1~2 次（与膀胱镜随访检查同步进行）可能提高疗效。

（五）并发症及其防治措施

膀胱癌光动力治疗并发症与光敏剂给药方式有关，经静脉注射光敏剂常见的并发症为皮肤黏膜光毒性反应，早期研究有膀胱挛缩的报道。而膀胱内灌注光敏剂治疗罕有发生全身毒性反应及膀胱挛缩的报道，常见并发症为膀胱局部刺激症状、血尿、耻骨上区疼痛及排尿不适感等。

1.皮肤黏膜光毒性反应

经静脉注射光敏剂可最显著的并发症是皮肤黏膜的光毒性反应。早期的光敏剂蓄积于皮肤黏膜时间较长，若避光不严格可导致的皮肤光毒性反应表现为"晒伤"样皮肤改变，出现皮肤痒感、红斑、水肿，严重者可起水泡，溃破后形成糜烂或溃疡。光动力治疗后眼部并发症包括视网膜色素上皮的撕裂、萎缩，视功能障碍，急性视力下降、视幻觉、黄斑孔、热点的产生等。所以通常静脉注射血卟啉后需要避免阳光或室内强光的照射达4周以上时间，出现视功能障碍应至眼科专科就诊。而膀胱内灌注使用血卟啉或5-盐酸氨基酮戊酸（5-ALA）时，光敏剂与膀胱黏膜通过直接接触渗透，罕有发生全身皮肤光毒性反应的报道，患者也无须长时间避光。偶有患者发生皮疹可能与光敏剂过敏相关，可使用抗组胺类药物如有马来酸氯苯那敏、氯雷他定、依巴斯汀、西替利嗪、苯海拉明、倍他司汀等对症处理或联合糖皮质激素治疗。

2.膀胱局部并发症

光敏剂引起膀胱局部相关不良反应和毒性的主要原因是光敏剂在正常尿路上皮中的非特异性积累而导致的组织破坏。膀胱光动力治疗后局部不良反应主要表现为膀胱刺激症状如尿频、尿急、尿痛、肉眼血尿、耻骨上区疼痛、膀胱痉挛、排尿不适感及急迫性尿失禁等。多数患者症状较轻，治疗结束后1周内可自行缓解，症状严重者可短期使用非甾体类抗炎药及止血、解痉、镇静等药物对症治疗。急迫性尿失禁患者可留置尿管处理。严重血尿患者需留置尿管持续膀胱冲洗或膀胱镜下清除膀胱内血块。使用软式膀胱镜进行膀胱光动力治疗有助于减轻治疗过程中的黏膜损伤，降低术后膀胱刺激症状程度及血尿的发生率。文献报道第一代光敏剂（光卟啉和血卟啉）有导致膀胱输尿管无症状反流的风险。如果肿瘤浸润透膀胱壁，静脉注射光敏剂行PDT后肿瘤坏死有膀胱穿孔的风险。

3.泌尿系感染

膀胱癌光动力治疗后出现膀胱局部刺激症状或发热、腰痛等不适，尿细菌学检测及培养阳性可诊断泌尿系感染。多数感染患者使用敏感抗生素可有效控制感染。光动力治疗过程中应严格遵循无菌操作，治疗前应明确尿细菌学检测，必要时预留取尿培养。

4.膀胱挛缩

为膀胱癌光动力治疗的严重并发症。早期 Nseyo 等报道非浸润性膀胱癌患者采用光卟啉静脉滴注给药后行全膀胱光动力治疗，36 例患者中有 19.4%（7 例）的患者发生了不同程度的膀胱挛缩。膀胱挛缩发生的机理主要为光敏剂蓄积于膀胱肌层，光化学反应造成肌肉组织的损伤导致纤维化。膀胱挛缩目前无有效的治疗方法，有研究表明大计量照射时相较于小剂量照射，膀胱壁的顺应性及组织学变化更为明显，更容易出现膀胱挛缩，控制光照的剂量以及光敏剂的浓度以避免膀胱挛缩。随着光敏剂给药方式从静脉注射向膀胱腔内灌注的改变和第二代光敏剂的普遍使用，目前膀胱挛缩并发症的发生罕有报道。

（六）与其他技术的联合治疗

尿道膀胱肿瘤切除术（TURBt）是非肌层浸润性膀胱癌（NMIBC）的重要诊断和治疗方法，手术目的是获取准确的病理分期和切除肉眼可见病灶。对一些肉眼不可见的病灶需综合膀胱灌注化疗和（或）光动力治疗等。膀胱肿瘤光动力杀伤肿瘤细胞依赖（reactive oxygen species，ROS）的细胞毒性效应，与其他抗肿瘤治疗联合使用不会引起交叉耐药，光动力可增加癌细胞对化疗、靶向、免疫治疗和放疗的敏感性，提高疗效。

1.PDT联合膀胱灌注化疗

基础研究显示，光动力与化疗药物联合使用，能增加对膀胱癌细胞的杀伤作用。Shakibaie M 等研究结果表明光动力可以增加促凋亡基因 BAX 的增加，将 5637 膀胱癌细胞抑制在 G1 期，降低癌细胞的葡萄糖消耗和乳酸形成，减少了肿瘤微环境中乳酸的分泌对免疫逃逸和转移的影响，增强顺铂对膀胱癌细胞的毒性作用。French 等结果显示在膀胱癌细胞或耐药的膀胱癌细胞中，丝裂霉素 C 能够增强 ALA-PDT 的治疗效果。Arentsen H C 等已证明了 TPCS2a 为光敏剂的光化学内化联合博莱霉素在体内可诱导协同抑制 T24 和 AY-27 膀胱癌细胞株生长，PDT联合博莱霉素的处理效果显著高于单一处理之和。这些研究均强调了 PDT 在药物增强和耐药逆转中的作用

Teplov 等报道了 ALA 光动力疗法联合丝裂霉素与单用丝裂霉素相比能明显降低复发率，此外，在灌注前行

ALA 光动力治疗可增加肿瘤组织中裂霉素的浓度。中国医学科学院肿瘤医院深圳医院开展的前瞻性临床研究"膀胱内血卟啉灌注光动力疗法联合吡柔比星灌注化疗预防中高危非肌层浸润性膀胱癌术后复发有效性的多中心临床试验"（中国临床试验注册中心 ChiC-TR2100046736），患者 1 年复发率低于文献报道。临床试验初步显示，光动力治疗联合化疗是一种安全、有效、有临床实用价值的新的治疗策略，可能能进一步降低膀胱癌术后的复发率。

2.PDT 联合卡介苗膀胱灌注治疗

由于单一的光动力治疗产生的免疫效应较弱，不足以改变免疫抑制肿瘤微环境，卡介苗膀胱灌注可引发机体局部和全身的免疫反应，为了获得更好的治疗效果，近年来卡介苗膀胱灌注联合光动力治疗的策略受到了人们的广泛关注。Durrani F 等研究表明光动力疗法联合免疫疗法增强了小鼠膀胱癌的长期治愈率。Szygula M 等报道接受 PDT 与 BCG 治疗相结合的 14 名复发性膀胱癌的患者，在 2 年的随访中复发率得到了改善（CR+PR=71%）。与迄今为止发表的文章中报道的 TUR-BT 后接 BCG 治疗或 PDT 相比，这一结果往往更好。Korbelik M

等研究结果显示光动力疗法和卡介苗免疫疗法之间的协同作用可减少治疗小鼠原位膀胱癌的复发。

3.经尿道膀胱肿瘤电切联合术后即刻光动力治疗

Korbelik等研究发现经光动力治疗后的肿瘤细胞内会出现补体激活及免疫细胞活性明显提高，诱导抗肿瘤免疫力增强。目前国内有探索光动力联合经尿道膀胱肿瘤电切治疗非肌层浸润性膀胱癌疗效，在膀胱肿瘤电切前膀胱灌注血卟啉50 mg，或电切后膀胱灌注血卟啉50 mg并保留30~40 min，电切完后利用球状光纤通过膀胱镜进行全膀胱光照治疗，对比未进行光动力治疗患者，初步得到光动力疗法远期疗效较好，并且在治疗过程中无严重不良反应，是一种可靠、安全的治疗方法。目前需要更大临床样本去证实这一结论。

4.PDT联合放疗

PDT治疗肿瘤的机制与放疗不同，两种治疗方法之间没有交叉抗性，这是联合治疗的良好基础。PM Schaffer等将光敏剂Photofrin II作为放射增敏剂来增强放射治疗，一名患有不可切除的膀胱癌的女性和一名患有复发性不能手术的膀胱癌的男性接受了骨盆区域的放射治疗（44.8 Gy + 14 Gy boost），其中女性患者的肿瘤体积减小了约40%，男性患者减少了35%。另有报道在90例手术失败或无手术指征且有空洞或浅表中晚期恶性肿瘤的患者（32例胃癌、12例食管癌、24例直肠癌、8例膀胱癌、6例宫颈癌和8例浅表肿瘤）的PDT联合放射治疗中，PDT联合调强放疗可明显缓解症状，从而提高中晚期恶性肿瘤患者的生活质量。

5.其他

目前一些联合疗法虽然处于基础研究阶段，但为临床治疗策略提供了新的思路。Louis C.等研究表明光动力和热疗对膀胱癌T24细胞具有协同杀伤作用。Huvaneswari R等研究表明血管内皮生长因子（VEGF）和表皮生长因子受体（EGFR）的单克隆抗体与PDT的组合能够有效抑制膀胱癌细胞的迁移以及膀胱肿瘤异种移植模型中的肿瘤生长。Lin等制造了一种产生O_2的HSA-MnO_2-Ce6 NPs纳米颗粒以克服肿瘤缺氧，从而增强膀胱癌治疗的光动力效应。Szliszka等结果表明TRAIL（肿瘤坏死因子相关凋亡诱导配体）和PDT的联合治疗对膀胱癌细胞死亡产生协同作用。

（七）展望

光动力治疗主要用于预防膀胱癌术后复发的辅助治

疗，具有一定的优势。膀胱为空腔脏器，充盈后形状大致呈球体，激光照射均匀、光照剂量可准确控制。光敏剂经尿道灌注进入膀胱腔内，在局部起作用，消灭肉眼难以辨别的微小病灶，临床操作较为简单，几乎不会引起全身的毒副反应，患者无须避光、依从性好。国内外的临床资料也证实了膀胱癌光动力治疗的有效性和安全性，光动力具有独特的抗肿瘤机理，对膀胱灌注化疗或卡介苗治疗无效的患者光动力治疗也有一定的疗效。

但目前膀胱癌光动力治疗的临床数据主要来源于Ⅰ-Ⅱ期临床研究和回顾性研究，尚缺乏高等级证据的临床研究；光动力治疗的参数不统一，主要源于经验，较少有相关研究；膀胱癌的光动力治疗主要用于复发风险较高的患者，治疗中低危患者的临床资料较少；光动力治疗也多为单独使用，联合局部膀胱灌注化疗或卡介苗治疗，以及与免疫治疗、靶向治疗、抗体偶联药物及化疗的联合，是否能进一步提高疗效尚不明确。近年来光敏剂和激光技术发展迅速，实验研究显示有更好的疗效，临床中新药物和新技术的使用却明显滞后。我国还面临着临床可用的光敏剂单一、膀胱癌光动力治疗不规范等问题。未来膀胱癌光动力治疗的相关工作和研究将针对上述各个问题展开。

首先，将组织开展具有高等级证据的前瞻性临床研究，提供更科学和更可靠的临床数据，指导临床实践。研究方向主要包括：①明确膀胱癌光动力治疗的最佳参数。膀胱癌光动力治疗能量多采用20~30 J/cm^2，应兼顾疗效与副作用，明确膀胱癌光动力治疗适宜的能量。进一步探索光敏剂剂量、灌注时间、光动力治疗窗口等因素与疗效及副反应之间的关系。②拓展膀胱癌光动力治疗的适应证。目前光动力治疗主要针对卡介苗治疗失败、T1G3、多次复发的膀胱癌患者，光动力治疗对这些复发及进展风险高的患者具有一定疗效。尚不清楚对中低危风险患者的疗效，研究光动力治疗预防中低危膀胱癌患者的术后复发，将拓宽光动力治疗的应用范围，给患者带来更多的选择。③研究光动力治疗与膀胱灌注治疗是否具有协同作用。多项基础研究显示累积在细胞膜状亚结构的光敏剂，经光化学反应破坏细胞膜的耐药蛋白、线粒体、溶酶体，导致细胞去极化、蛋白水解、主动转运受抑制以及凋亡等，从而与化疗、靶向治疗、免疫治疗和放疗产生协同抗肿瘤作用。例如光动力可增强顺铂和丝裂霉素对膀胱癌细胞的杀伤作用。光动力治疗联合膀胱灌注治疗是否能进一步降低膀胱癌的复发率具有临床研究价值。

其次，探索新型光敏剂、新的激光技术等应用于膀胱癌的光动力治疗。近年来随着纳米技术的兴起，新型光敏剂的研发成为热点。与传统的光敏剂对比，由于纳米光敏剂的靶向性更好、定位更加准确，在细胞水平和动物水平，纳米光敏剂已显示出更强的杀伤和抑制肿瘤的作用，更为有效诱导机体免疫的作用，而对正常组织的损伤更小。相信未来这些高效低毒的纳米光敏剂将进入临床，逐步取代现有的光敏剂。推动开展新型光敏剂的临床应用将是未来光动力治疗的一个重要方向。此外，双光子、细胞内化、可植入微光源PDT光源监测及量化PDT等新技术也被研究用于光动力治疗，临床应用虽然仍有距离，但为肿瘤的光动力治疗开拓了更广泛的前景。

最后，必须结合我国的具体国情，规划膀胱癌光动力治疗事业的发展策略。国外已有多种光敏剂用于膀胱癌的临床治疗，引进或开发在国外已经应用于临床的光敏剂，让膀胱癌光动力治疗能有更多的选择。参考国内外现有的临床资料，制定较为合理的膀胱癌光动力治疗的规范，有高等级循证医学证据时及时更新，不断地推进膀胱癌光动力治疗的规范化，推广膀胱癌的光动力治疗的临床应用。

膀胱癌适于行光动力治疗，光敏剂膀胱内灌注光动力治疗简便、安全、有效，开展临床研究、探索新技术应用与临床、推动规范化治疗，相信光动力治疗有望成为非肌层浸润性膀胱癌术后常规辅助治疗的方式之一。

附录1：食管光动力治疗操作流程图

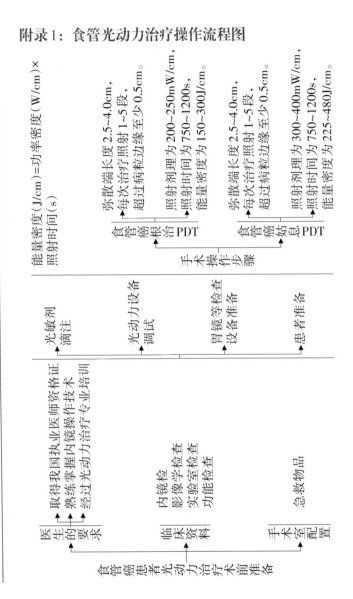

食管癌患者光动力治疗术前准备

医生的要求
- 取得我国执业医师资格证
- 熟练掌握内镜操作技术
- 经过光动力治疗专业培训

临床资料
- 内镜检查
- 影像学检查
- 实验室检查
- 功能检查

手术室配置
- 急救物品

光敏剂滴注

光动力设备调试

胃镜等检查设备准备

患者准备

手术操作步骤

能量密度（J/cm）=功率密度（W/cm）×照射时间（s）

食管癌根治PDT
- 弥散端长度2.5~4.0cm，
- 每次治疗照射1~5段，超过病粒边缘至少0.5cm。
- 照射剂理为200~250mW/cm，照射时间为750~1200s，能量密度为150~300J/cm。

食管癌姑息PDT
- 弥散端长度2.5~4.0cm，
- 每次治疗照射1~5段，超过病粒边缘至少0.5cm。
- 照射剂理为300~400mW/cm，照射时间为750~1200s，能量密度为225~480J/cm。

附录2：实体肿瘤的疗效评价标准RECIST指南（版本1.1）

缓解标准

靶病灶的评价

完全缓解（CR）：

所有靶病灶消失。所有病理学淋巴结（无论是靶或者非靶淋巴结）的短轴直径都必须降到10mm以下。

部分缓解（PR）：

以基线直径总和为参考值，靶病灶的直径总和至少减少30%。

疾病进展（PD）：

以研究中最小直径总和为参考值（该值可包括基线直径总和），靶病灶的直径总和至少增加了20%。

疾病稳定（SD）：

靶病灶减少值不足以达到部分缓解且增加值不足以达到疾病进展的状态。

附录3：Stooler吞咽困难分级

0级：无症状、能进各种食物；

Ⅰ级：偶尔发生困难，能进饮食；

Ⅱ级：能进半流质饮食；

Ⅲ级：仅能进流质饮食；

Ⅳ级：不能进食，水也不能咽下。

附录4

表1 全膀胱照射治疗参数对照表

膀胱 表面积 （m²）	膀胱 治疗体积 （ml）	光纤末端 输出功率 （W）	光照 时间 （S）	光照 剂量 （J）
104.1	100	1.8	1156.2	20.0
110.9	110	1.8	1232.1	20.0
117.5	120	1.8	1305.6	20.0
123.9	130	1.8	1377.2	20.0
130.2	140	1.8	1447.0	20.0
136.4	150	1.8	1515.1	20.0
142.4	160	1.8	1581.7	20.0
148.2	170	1.8	1646.9	20.0
154.0	180	1.8	1710.9	20.0
159.6	190	1.8	1773.7	20.0
165.2	200	1.8	1835.4	20.0
170.6	210	1.8	1896.1	20.0
176.0	220	1.8	1955.8	20.0
181.3	230	1.8	2014.6	20.0
186.5	240	1.8	2072.6	20.0
191.7	250	1.8	2129.8	20.0
196.8	260	1.8	2186.2	20.0
201.8	270	1.8	2241.9	20.0
206.7	280	1.8	2296.9	20.0
211.6	290	1.8	2351.3	20.0
216.5	300	1.8	2405.0	20.0

光动力疗法

附录

膀胱 表面积 （m²）	膀胱 治疗体积 （ml）	光纤末端 输出功率 （W）	光照 时间 （S）	光照 剂量 （J）
221.2	310	1.8	2458.2	20.0
226.0	320	1.8	2510.8	20.0
230.7	330	1.8	2562.8	20.0
235.3	340	1.8	2614.3	20.0
239.9	350	1.8	2665.3	20.0
244.4	360	1.8	2715.9	20.0
248.9	370	1.8	2765.9	20.0
253.4	380	1.8	2815.5	20.0
257.8	390	1.8	2864.7	20.0
262.2	400	1.8	2913.5	20.0

参考文献

1. 陈文晖，浦宇.光动力疗法的起源和发展史.中国医学文摘皮肤科学，2015，32（2）：109-118.

2. 丁慧颖.光动力治疗基本原理及其应用.北京：化学工业出版社，2014.

3. 王洪武.电子支气管镜的临床应用.2版.北京：中国医药科技出版社，2013.

4. 王欢欢，付之光，温宁.阿霉素-光动力联合治疗在恶性肿瘤中的应用及展望.中华老年口腔医学杂志，2018，16（1）：51-54.

5. 樊帆，朱敦皖，张琳华.肿瘤化疗协同光动力疗法联合免疫治疗的研究进展.国际生物医学工程杂志，2017，40（4）：262-268.

6. Wang M，Song J，Zhou F，et al.NIR-triggered photo-therapy and immunotherapy via an antigen-capturing nanoplatform for metastatic cancer treatment. Adv Sci，2019，6（10）：1802157.

7. Railkar R，Agarwal PK. Photodynamic Therapy in the Treatment of Bladder Cancer：Past Challenges and Current Innovations. Eur Urol Focus，2018，4（4）：509-

511.

8. Sorbellini E, Rucco M, Rinaldi F. Photodynamic and photobiological effects of light-emitting diode (LED) therapy in dermatological disease: an update. Lasers Med Sci, 2018, 33 (7): 1431-1439.

9. Gao C, Dong P, Lin Z, et al. Near-Infrared Light Responsive Imaging-Guided Photothermal and Photodynamic Synergistic Therapy Nanoplatform Based on Carbon Nanohorns for Efficient Cancer Treatment. Chemistry, 2018, 24 (49): 2827-2837.

10. O'Mahoney Paul, Neil H, Kenny W, et al. A novel light source with tuneable uniformity of light distribution for artificial daylight photodynamic therapy. Photodiagnosis Photodyn Ther, 2018, 23: 144-150.

11. Marra K, Larochelle EP, Chapman MS, et al.Comparison of Blue and White Lamp Light with Sunlight for Daylight-Mediated, 5-ALA Photodynamic Therapy, in vivo. Photochem Photobiol, 2018, 94 (5): 1049-1057.

12. Chen L, Liu L, Wang R, et al. Light-triggered release of drug conjugates for an efficient combination of chemo-

therapy and photodynamic therapy. Biomater Sci，2018，6（5）：997–1001.

13. Qi Y，Jiang F，Saran L，et al. The concept and examples of type–III photosensitizers for cancer photodynamic therapy. Chem，2022，8，197–209.

14. Pang W，Jiang P，Ding S，et al. Nucleolus‐Targeted Photodynamic Anticancer Therapy Using Renal‐Clearable Carbon Dots. Advanced Healthcare Materials，2020，9，2000607.

15. 王洪武，邹珩，金发光，等.呼吸道肿瘤光动力治疗临床应用中国专家共识.中华肺部疾病杂志（电子版），2020，13（1）：6–12

16. Didkowska J，Wojciechowska U，Mańczuk M，et al. Lung cancer epidemiology：contemporary and future challenges worldwide . Ann Transl Med，2016，4（8）：150.

17. Meng Wang，Jun Song，Feifan Zhou，et al. NIR–Triggered Phototherapy and Immunotherapy via an Antigen–Capturing Nanoplatform for Metastatic Cancer Treatment. Adv Sci（Weinh），2019，13；6（10）：1802157.

18. Andrey Akopov, Garry Papayan. Photodynamic theranostics of central lung cancer: Present state and future prospects. Photodiagnosis and photodynamic therapy, 2021, 33 (3): 102203.

19. Norihiko Ikeda, Jitsuo Usuda, Sachio Maehara.Photodynamic therapy for central-type early-stage lung cancer. General thoracic and cardiovascular surgery 2020, 68 (7): 679-683

20. Kai Wang, Boxin Yu, Janak L Pathak; An update in clinical utilization of photodynamic therapy for lung cancer. Journal of Cancer 2021; 12 (4): 1154-1160

21. Jiwoong Choi, Man Kyu Shim, Suah Yang, et al. Visible-Light-Triggered Prodrug Nanoparticles Combine Chemotherapy and Photodynamic Therapy to Potentiate Checkpoint Blockade Cancer Immunotherapy. ACS nano 2021; 15 (7): 12086-12098.

22. Wenyi Dong, Ke Li, Shijie Wang, et al. Targeted Photodynamic Therapy (PDT) of Lung Cancer with Biotinylated Silicon (IV) Phthalocyanine. Current pharmaceutical biotechnology 2021; 22 (3): 414-422

23. Renjie Luo，Zhongtao Zhang，Lingfei Han，et al. An albumin-binding dimeric prodrug nanoparticle with long blood circulation and light-triggered drug release for chemo - photodynamic combination therapy against hypoxia-induced metastasis of lung cancer. Biomaterials science 2021 May 18；9（10）：3718-3736

24. Yongtai Zhang，Qing Xia，Tong Wu，et al. A novel multi-functionalized multicellular nanodelivery system for non-small cell lung cancer photochemotherapy. Journal of nanobiotechnology 2021；19（1）：245

25. 高社干，董彩红，单探幽.食管癌光动力治疗临床应用专家共识.食管疾病.2020；01：1-7.

26. Viswanath D，Won YY. Combining Radiotherapy（RT）and Photodynamic Therapy（PDT）：Clinical Studies on Conventional RT-PDT Approaches and Novel Nanoparticle-Based RT-PDT Approaches under Preclinical Evaluation. ACS Biomater Sci Eng. 2022；8（9）：3644-3658.

27. Sun B，Chen Y，Yu H，et al. Photodynamic PEG-coated ROS-sensitive prodrug nanoassemblies for core-shell

synergistic chemo-photodynamic therapy. Acta Biomater.2019; 92: 219-228.

28. Caruso E, Cerbara M, Malacarne MC, et al. Synthesis and photodynamic activity of novel non-symmetrical diaryl porphyrins against cancer cell lines. J Photochem Photobiol B.2019; 195: 39-50.

29. Wang X, Meng G, Zhang S, et al. A Reactive 1O2 - Responsive Combined Treatment System of Photodynamic and Chemotherapy for Cancer. Sci Rep.2016: 1-9.

30. Cheng H, Fan GL, Fan JHA, et al. Self-Delivery Chimeric Peptide for Photodynamic Therapy Amplified Immunotherapy. Macromol Biosci. 2019; 19 (4) : e1800410.

31. Patente TA, Pinho MP, Oliveira AA, et al. Human dendritic cells: their heterogeneity and clinical application potential in cancer immunotherapy. Front Immunol.2019; 9: 3176.

32. Meng Z, Zhou X, Xu J, et al. Light-triggered in situ gelation to enable robust photodynamic- immunotherapy by repeated stimulations. Adv Mater. 2019; 31 (24):

e1900927.

33. Im S，Lee J，Park D，et al. Hypoxia-riggered Trans-forming Immuno modulator for Cancer Immunotherapy via Photodynamically Enhanced Antigen Presentation of Dendritic Cell. ACS Nano.2019；13（1）：476-488.

34. Liu WL，Zou MZ，Liu T，et al. Expandable Immuno-therapeutic Nanoplatforms Engineered from Cytomem-branes of Hybrid Cells Derived from Cancer and Dendrit-ic Cells. Adv Mater.2019；1（18）：e1900499.

35. Bao R，Wang Y，Lai J，et al. Enhancing Anti-PD-1/PD-L1 Immune Checkpoint Inhibitory Cancer Therapy by CD276 - Targeted Photodynamic Ablation of Tumor Cells and Tumor Vasculature. Mol Pharm. 2019；16（1）：339-348.

36. Patente TA，Pinho MP，Oliveira AA，et al. Human dendritic cells：their heterogeneity and clinical applica-tion potential in cancer immunotherapy. Front Immu-nol.2019；9：3176.

37. Li Y，Sui H，Jiang C，et al. Dihydroartemisinin In-creases the Sensitivity of Photodynamic Therapy Via NF-

κB / HIF−1α/VEGF Pathway in Esophageal Cancer Cell in vitro and in vivo. Cell Physiol Biochem. 2018; 48 (5): 2035−2045.

38. Yao H, Zhang S, Guo X, et al. A traceable nanoplatform for enhanced chemo−photodynamic therapy by reducing oxygen consumption. Nanomedicine. 2019; 20: 101978.

39. Jenni S, Sour A, Bolze F, et al. Tumour−targeting photosensitisers for one− and two−photon activated photodynamic therapy. Org Biomol Chem. 2019; 17 (27): 6585−6594.

40. Kuzyniak W, Schmidt J, Glac W, et al. Novel zinc phthalocyanine as a promising photosensitizer for photodynamic treatment of esophageal cancer. Int J Oncol. 2017; 50 (3): 953−963.

41. Shi R, Li C, Jiang Z, et al. Preclinical Study of Antineoplastic Sinoporphyrin Sodium−PDT via In Vitro and In Vivo Models. Molecules. 2017; 22 (1): 112.

42. Alshehri S, Imam S S, Rizwanullah M, et al. Progress of Cancer Nanotechnology as Diagnostics, Thera-

peutics, and Theranostics Nanomedicine: Preclinical Promise and Translational Challenges. Pharmaceutics.2021; 13 (1): 24.

43. Jeon Y, Noh I, Seo Y C, et al. Parallel—Stacked Flexible Organic Light—Emitting Diodes for Wearable Photodynamic Therapeutics and Color—Tunable Optoelectronics. ACS Nano.2020; 14 (11): 15688-15699.

44. 刘慧龙，李倩，刘彦芳，等.注射用HPPH剂量递增光动力治疗食管癌的Ⅰ期临床研究.中国激光医学杂志.2021; 02: 65-70.

45. Wang X, Sun W, Shi H, et al. Organic phosphorescent nanoscintillator for low—dose X—ray—induced photodynamic therapy. Nat Commun. 2022; 13 (1): 5091.

46. Zhu JX, Zhu WT, Hu JH, et al. Curcumin-loaded poly (L-lactide-co-glycolide) microbubble—mediated sono—photodynamic therapy in liver cancer cells. Ultrasound Med Biol.2020; 46 (8): 2030-2043.

46. 胡韶山，王齐，岳武，等.光动力辅助显微手术治疗脑胶质瘤.中华神经外科杂志，2004 (01): 33-35.

47. Castano AP, Mroz P, Hamblin MR. Photodynamic ther-

apy and anti-tumour immunity. Nat Rev Cancer. 2006; 6 (7): 535-545.

48. Allison RR, Sibata CH. Oncologic photodynamic therapy photosensitizers: a clinical review. Photodiagnosis Photodyn Ther. 2010; 7 (2): 61-75.

49. Hou K, Liu J, Du J, et al. Dihydroartemisinin prompts amplification of photodynamic therapy-induced reactive oxygen species to exhaust Na/H exchanger 1-mediated glioma cells invasion and migration. J Photochem Photobiol B. 2021 Jun; 219: 112192.

50. Park YK, Park CH. Clinical efficacy of photodynamic therapy.Obstet Gynecol Sci. 2016 Nov; 59 (6): 479-488.

51. Choi M C, Kim M S, Lee G H, et al. Photodynamic therapy for premalignant lesions of the vulva and vagina: A long-term follow-up study. Lasers Surg Med. 2015, 47 (7): 566-570.

52. Min Chul Choi, Sang Geun Jung, Hyun Park, et al. Photodynamic Therapy for Management of Cervical Intraepithelial Neoplasia II and III in Young Patients and

Obstetric Outcomes. Lasers in Surgery and Medicine, 2013（45）：564‐572.

53. Maloth KN，Velpula N，Kodangal S，Sangmesh M，Vellamchetla K，Ugrappa S，Meka N. Photodynamic Therapy - A Non-invasive Treatment Modality for Pre-cancerous Lesions. J Lasers Med Sci. 2016；7（1）：30-6.

54. Chen Q，Dan H，Tang F，Wang J，Li X，Cheng J，Zhao H，Zeng X. Photodynamic therapy guidelines for the management of oral leucoplakia. Int J Oral Sci. 2019；11（2）：14.

55. Jin X，Xu H，Deng J，Dan H，Ji P，Chen Q，Zeng X. Photodynamic therapy for oral potentially malignant disorders. Photodiagnosis Photodyn Ther. 2019；28：146-152.

56. Li Y，Wang B，Zheng S，He Y. Photodynamic therapy in the treatment of oral leukoplakia：a systematic re-view. Photodiagnosis Photodyn Ther. 2019；25：17‐22.

57. He Y，Deng J，Zhao Y，Tao H，Dan H，Xu H，Chen

Q. Efficacy evaluation of photodynamic therapy for oral lichen planus: a systematic review and meta-analysis. BMC Oral Health. 2020; 20 (1): 302.

58. Shang Q, Wang Z, Dong Y, Cai L, Mao F, Deng J, Dan H, Zeng X, Zhou Y, Chen Q. Photodynamic therapy in the treatment of oral lichen planus with moderate-to-severe dysplasia: A case report. Dermatol Ther. 2020; 33 (6): e14490.

59. Yao Y, Shen X, Shi L, Tang G, Wu L. The combination of photodynamic therapy and fractional CO2 laser for oral leukoplakia: Case series. Photodiagnosis Photodyn Ther. 2020; 29: 101597.

60. 李哲儒，但红霞，陈谦明. 光动力治疗切除后复发的疣状型口腔白斑病1例. 国际口腔医学杂志. 2021; 48 (3): 318-321.

61. Chen Q, Dan H, Pan W, Jiang L, Zhou Y, Luo X, Zeng X. Management of oral leukoplakia: a position paper of the Society of Oral Medicine, Chinese Stomatological Association. Oral Surg Oral Med Oral Pathol Oral Radiol. 2021; 132 (1): 32-43.

62. Wang F, Shi Y, Dong Y, Liu T, Dan H, Wang J, Zeng X. Photodynamic therapy combined with laser drilling successfully prevents the recurrence of refractory oral proliferative verrucous leukoplakia. Photodiagnosis and photodynamic therapy. 2021；36：102564.

63. 中华口腔医学会口腔黏膜病学专业委员会，中华口腔医学会中西医结合专业委员会. 口腔扁平苔藓诊疗指南（修订版）. 中华口腔医学杂志. 2022；57（2）：115-121.

64. 林娇，雷尚雪，但红霞. 光动力治疗伴有重度异常增生的口腔红斑病1例. 实用口腔医学杂志. 2022；38（5）：681-682.

65. 雷尚雪，但红霞. 光动力治疗增效研究新进展. 口腔医学研究. 2022；38（6）：497-500.

66. Zhang Q, Wang F, Liang J, Kuang W, Zeng X, Zhang X. Photodynamic therapy for extensive oral verrucous/granular leukoplakia with moderate-to-severe dysplasia：A case study. Photodiagnosis Photodyn Ther. 2022；39：102910.

67. Yan Y, Li Z, Tian X, Zeng X, Chen Q, Wang J. La-

ser-assisted photodynamic therapy in proliferative verrucous oral leukoplakia. Photodiagnosis Photodyn Ther. 2022；39：103002.

68. Yao YL，Wang YF，Li CX，Wu L，Tang GY. Management of oral leukoplakia by ablative fractional laser-assisted photodynamic therapy：A 3-year retrospective study of 48 patients. Lasers Surg Med. 2022；54（5）：682-687.

69. Railkar R，Agarwal P K. Photodynamic Therapy in the Treatment of Bladder Cancer：Past Challenges and Current Innovations. European Urology Focus，2018，4（4）：509-511.

70. Shakibaie M，Vaezjalali M，Rafii-Tabar H，et al. Synergistic effect of phototherapy and chemotherapy on bladder cancer cells. Journal of Photochemistry and Photobiology B：Biology，2019，193：148-154.

71. Durrani F，Aly A，Guru K，et al. Abstract A02：Photodynamic therapy in combination with immunotherapy enhances the long-term cure of bladder cancer in tumored mice. Clinical Cancer Research，2020，26

（15_Supplement）：A02-A02.

72. Lin T，Zhao X，Zhao S，et al. O2-generating MnO2 nanoparticles for enhanced photodynamic therapy of bladder cancer by ameliorating hypoxia. Theranostics，2018，8（4）：990-1004.

73. Aniogo Eric Chekwube，Blassan P，Abrahamse H. The role of photodynamic therapy on multidrug resistant breast cancer. Cancer Cell Int，2019，19：91.

74. Shakibaie M，Vaezjalali M，Rafii-Tabar H，et al. Synergistic effect of phototherapy and chemotherapy on bladder cancer cells. Journal of Photochemistry and Photobiology B：Biology，2019，193：148-154.